© *El retroceso de la muerte*
EVERT GONZÁLEZ RODRÍGUEZ

Corrección de estilo
© Evert González Rodríguez
Diagramación
© Evert González Rodríguez
Diseño de Carátula
© Evert González Rodríguez

Primera edición: 2020

Impresión y Distribución
Independently Publisher

Reservados todos los derechos. Salvo excepción prevista por la ley, no se permite la reproducción total o parcial de esta obra, ni su incorporación a un sistema informático, ni su transmisión en cualquier forma o por cualquier medio (electrónico, mecánico, fotocopia, grabación u otros) sin autorización previa y por escrito de los titulares del copyright. La infracción de dichos derechos conlleva sanciones legales y puede constituir un delito contra la propiedad intelectual.

Epígrafe

Este libro muestra la realidad que muchos conocen, pero pocos llegaron a experimentar. La ola de muertes por la nueva enfermedad que se expandió por el mundo, a finales de diciembre 2019, por consiguiente, llegó a Colombia según fuentes oficiales el 26 de febrero 2020.

El retroceso de la muerte hace referencia al covid-19, que tocó a millones de personas en el mundo, especialmente en nuestro país. No fue fácil escapar de algo invisible y letal que terminó con la vida de miles personas.

Todos estuvieron expuestos a infectarse, pocos fueron inmunes a la muerte; pero Dios en el fondo les dio otra oportunidad para contarlo.

Vivieron confinados por la enfermedad de maneras diferentes. Unos atrapados en aeropuertos y cruceros, incluso, hasta los más poderosos en sus propios castillos. Otros en sus trabajos y hogares. Por último, los que quedaron retenidos en los hospitales por la enfermedad jamás volvieron, ni a sus casas, ni a sus trabajos, ni a sus palacios.

Índice

Viaje Internacional……………………………………9

Llegada a Colombia…………………………......26

Lejos de una realidad……………………………41

Entre el contacto y el contagio…………………...58

Síntomas vs Aislamiento……………………......68

Delicado estado……………………………………74

Internado……………………………………………81

Diagnóstico…………………………………………89

Entre el cielo y el infierno………………………95

Muertos entre nosotros…………………………101

Milagro en la UCI………………………………..105

Tus manos una bendición………………………110

Capítulo 1
Viaje Internacional

Todo comenzó en un viaje que hice con mi mujer a la ciudad de Wuhan, provincia de Hubei. Fuimos a visitar la torre Yellow Crane y los demás sitios turísticos de aquella región.

El viaje lo empezamos a planear desde comienzos de enero del 2019, pensábamos pasar todo el mes de diciembre viajando por diferentes ciudades de China, entre ellas: Hong Kong y Pekín respectivamente.

Partimos de la capital del país el día 29 de noviembre, en una aerolínea colombiana, como los pasajes los habíamos comprado con anticipación, no teníamos qué preocuparnos por llegar al aeropuerto el Dorado y hacer el check-in.

Un día antes del viaje, le conté a mi esposa, que había tenido un sueño extraño, por lo que tenía miedo de realizar ese viaje tan lejos, además, nunca habíamos viajado a un país asiático como ese. Sin embargo, los paisajes, el clima y los sitios turísticos, se veían acogedores. Estábamos encantados con los lugares históricos, que sólo mirábamos por fotos, cada vez que se nos presentaba la oportunidad de hablar del tema.

El vuelo salió del aeropuerto el Dorado a las cinco de la mañana con rumbo a Alemania, donde se suponía sería la escala, debido a que no hay un vuelo directo a China. Alrededor de 11 horas duró el vuelo que aterrizó en Berlín. Durante el viaje, mi mujer se sentía muy enferma con un poco de dolor muscular, quizás por el largo viaje.

Llegamos a la capital Alemana, estaba lloviendo a cántaros ese día, de manera que nos habíamos perdido en el tiempo y el espacio. Otro mundo totalmente diferente, dentro del mismo mundo en que habitamos.

No sabíamos si detener o continuar nuestro recorrido, debido a que nos dejamos contagiar por las historias de muchos viajeros. Hablaban sobre el monumento del holocausto, aquella catástrofe occidental, que dejó la segunda guerra mundial en mano de los Nazi.

Dialogaban acerca del muro de Berlín, y su construcción para dividir el territorio alemán. No obstante, sabíamos que nos esperaba otro lugar al que tanto estábamos añorando.

Tuvimos suerte, la escala solo tomó una hora, por lo que a las cinco pasadas, abordamos el otro vuelo que nos llevaría a Pekín, La capital de China. – ¡Abrochen los cinturones!, dijeron las auxiliares de vuelo, en otra aerolínea diferente al que veníamos, hablaban inglés, y les cuento que era un poco difícil la comunicación con esa gente, por el acento en sus voces.

Nos dieron una merienda, en el tiempo que nos daban las instrucciones de seguridad dentro de la nave. Quizás, ya habíamos salido de la ciudad y escasamente se podía ver las extensiones de agua que rodeaba la aeronave.

Algo dentro de mí, no estaba bien. Me invadió una nostalgia por querer devolverme de dónde había salido antes. – ¡Cómo extrañaba a mi Colombia!, con gran orgullo la llevaba en mis oraciones y plegarias, que hacía cuando la turbulencia se sentía con fuerza.

Solo deseaba pisar terreno y bajarme de ese avión a como diera lugar; aunque, deseaba decirle a mi mujer lo que sentía, no le demostraba nada, para que ella tampoco se preocupara y que el viaje fuera lo mejor de nuestras vidas.

Mi esposa observaba algo raro en mí, en el momento que me preguntó cómo me sentía, a lo que le contesté: que todo andaba de maravilla, mientras que recordaba la pesadilla del día antes de viajar.

Soñé que íbamos en un bus, por una pendiente arriba, y al llegar, casi a la cima, el bus se devolvió a toda velocidad. Queriendo escapar por una de las ventanas, veía como el bus rodaba por ladera abajo, con los demás ocupantes, dejando al paso cuerpos casi que descuartizados. A pesar de que me sentía arrollado por el vehículo, logre escapar.

Ahora, me hallaba en un cerro tan gigante como el mismo Everest. Cuando llegué al pico, era un miedo inminente por dejarme caer al vació, por tanto, no podía sostenerme con las dos manos; así que, con una cuerda sujetada a un peñasco, me las ingeniaba para sostenerme y así pasar a otro lado más plano. Cuando intenté moverme hacia ese lugar, vi a lo lejos una torre con una escultura gótica, parecida a la que había visto en fotos.

"La gran Torre Amarilla de Crane" junto a unos pájaros que volaban a su alrededor, pero cuando quise acercarme, algo me impidió verla de cerca.

El sueño me revelaba, que la torre se había convertido en morgue, al instante que esos animales se estaban comiendo la carne humana.

Me quedé con la duda de saber que había allí, pues, algo llamó mi atención. Al querer brincar hacia el otro lado, me precipité al vacío y me desperté.

¡Llegamos a tierra Pekiana!, eso fue lo que se me ocurrió mencionar en ese momento. Mi mujer se reía por haberlo llamado así. – ¡Qué lugar más exótico! Jamás había imaginado tanta belleza natural rodeada de una gran ciudad. Aterrizamos en el aeropuerto de Pekín a las 2 de la mañana. ¡Ay si..., que perdimos el tiempo por completo y no sabíamos ni qué hora era en nuestra Colombia!

¡Es el viaje más largo que he hecho en toda mi vida!, pensaba; Solo debíamos esperar a que nos dieran la orden de bajar del avión, buscar las maletas, pasar por migración y finalmente rumbo a nuestro destino.

Estábamos muy cansados y no dábamos más. Casi 24 horas sin dormir. Solo queríamos llegar al hotel que habíamos alquilado, para descansar. Salimos por nuestras maletas a la sala de equipaje. Las tomamos de la cinta, justo llegando al lugar donde nos encontrábamos.

Ya con nuestro equipaje en mano, agarramos un taxi que nos llevaría al hotel Pacific, a una zona muy concurrida de Xidan. Al llegar nos recibieron como unos reyes, dándonos la bienvenida, con todos los protocolos hoteleros, recibiendo instrucciones necesarias con relación a los servicios, como también de lo que teníamos incluido.

El reloj marcaba las 4 de la mañana en aquel hotel. Un 30 de noviembre del año 2019. Otra historia por contar, quedaría guardada en nuestras memorias. Le dije a mi esposa, que dormiríamos un par de horas, luego saldríamos a realizar un pequeño tour, para después dirigirnos a la ciudad de Wuhan como lo habíamos planeado.

A las 10 de la mañana, muy ansiosos salimos a visitar la Ciudad Perdida. ¡Qué hermosura! Edificios antiguos, con unas estructuras arquitectónicas de años de dinastías. Eso era lo que mencionaba el guía turístico en unos de los recorridos programados.

Una ciudad rodeada de palacios, con una extensión de tierra de 72 hectáreas aproximadamente, y 980 edificios de madera, hacían de ésta una grandeza casi que perfecta. Juro que nos alcanzó el tiempo, para fisgonear aún más de cerca, las maravillas de ese mundo accidental.

La gente mencionaba con tanta euforia, otros sitios de interés que me hubiera gustado conocer. –"El Lago Houhai", este lugar se puede revistar en barco, así como el –"Palacio de Verano" que se encuentra al lado de un pantano, del cual se dice que es un lugar fantástico para visitar.

Sin embargo, mis deseos por llegar a ver esa torre que describí en sueños, me hacían perder paciencia y correr con prisa para el hotel, empacar la ropa nuevamente, tomar taxi hacia el aeropuerto de Pekín y, abordar el avión rumbo a Wuhan.

Dicho y hecho, nos devolvimos para el Pacific en las horas de la tarde. Hicimos el check-out y agarramos un taxi que nos ofrecieron en la recepción. Nos acercamos a la ventana del check-in para hacer el registro y obtener los tiquetes de vuelo.

Se suponía que el avión arrancaría a las 7 de la noche con rumbo directo a Wuhan; aunque, queríamos probar el tren, no lo planeamos con anticipación, así que no hubo otra opción que volar.

Cuatro horas aproximadamente duró el vuelo, mucho más suave y sin tantas preocupaciones como el anterior, las ansias por llegar eran interminables, quería divisar desde el aire donde estaba la –*"Torre Yellow"*. No obstante, preguntaba abiertamente, pero nadie daba razón de ello, solo decían que era un lugar deslumbrante. Por ende, no tenía otra alternativa que relajar completamente mi mente, para no sentir ansiedad.

Mi esposa junto a mí, solo mencionaba una que otra palabra porque también como yo, anhelaba pisar tierra Wuhana para ver más de cerca, las maravillas que no estábamos acostumbrados a ver. Como un abrir y cerrar de ojos, pisamos el aeropuerto Wuhan-Tianhe de la ciudad que estaba a punto de enamorarme.

Como el primer día, salimos a recoger nuestras maletas, pero esta vez con dirección a **City Comfort Inn,** en pleno centro de la ciudad. A las 2 de la mañana de ese mismo día, llegamos a ese hotel de tres estrellas con una amplia habitación y aire acondicionado como lo exige la industria hotelera.

Al día siguiente nos esperaba un delicioso desayuno Buffet, al instante, que le pregunté a uno de los trabajadores del hotel, que a cuánto estábamos de la Torre Yellow Crane.

Me respondió que 30 minutos más o menos, si bien en carro estábamos a 15 o 20 minutos aproximadamente. No podía creer lo que había escuchado, al momento que le dije a mi mujer que no era por afanarla, pero debíamos salir ya para ese lugar.

Fuimos rápido a la habitación, cogimos las cosas que necesitábamos para el viaje, entre ellas: nuestros teléfonos celulares, los pasaportes y el dinero. Teníamos unos 200 euros y los cambiamos por Renminbi y unas fracciones de Yuan.

Yo la verdad, quede más enredado que mosca en telaraña, pues no sabíamos para qué nos alcanzaría esas denominaciones, además, las personas con que hablábamos, nos dirigían la palabra con un poco de desconfianza, y uno que otro nos hablaban en inglés, con un acento que escasamente podía entender una que otra palabra.

Tomamos un taxi, al momento que le dimos un papel al conductor con la dirección donde tenía que llevarnos. Les cuento que me temblaba el corazón de alegría y las manos estaban llenas de sudor de la inquietud. Como siempre mi esposa junto a mí, dispuesta a escucharme y a comprender mi desesperado momento.

– ¿Estás feliz de conocer la torre de tus sueños"? Mi esposa inquirió. A lo que le respondí: -Si mi amor; y miré alrededor de ella, tan solo para saber si el sueño se hace realidad. Obviamente, no ver cadáveres, ni nada por el estilo.

Parece que habíamos llegado, inmediatamente, el conductor nos hizo una seña, para mostrarnos la majestuosa torre de cinco pisos junto al río que la adornaba. Casi olvido pagar el pasaje por salir corriendo hacia la torre, que por primera vez, era tan real como pellizcarme y sentir que estaba vivo.

Por poco, dejo a mi esposa atrás, pues, aquella edificación era tan similar con la que viví en sueños aquel día. Había turistas de todas partes y por todos lados visitando ese lugar, entonces, tomé a mi esposa de la mano abrazándola tan fuerte, le susurre al oído diciéndole que habíamos hecho realidad el sueño.

Tuvimos que hacer fila aquella mañana del 3 de diciembre. Mucha gente lista para ingresar adentro y subir los cinco pisos, no sin antes, las recomendaciones previas del guía que nos contaría toda la historia de la fundación y el porqué de esa estructura que parecía como si fuese a volar.

La Torre de la Grulla Amarilla, parece que era el nombre original. La llamaban: *"La primera torre bajo cielo"*. Esta torre, según él, era la más emblemática de toda la vida.

La historia comenzó en el periodo de tres reinos, no sé de qué hablaba ese guía, no obstante, estaba boquiabierto al momento que ascendía cada planta mirando exhibiciones de todo tipo.

Un paraje rodeado de plantas, nubes, dragones, así como la majestuosa ave fénix. Cuando mi esposa y yo llegamos al último piso, observamos el hermoso río **Yangtzé** y la panorámica de la ciudad de Wuhan. De acuerdo al líder del grupo, decía que la grulla era un ave parecida a un ganso.

Contaba la historia de un hombre llamado **Xin Shi** en el periodo de *"Los Combatientes",* ese hombre construyó una discoteca junto al río. Un hombre anciano entró a pedir trago y el que atendía no sólo le dio bebida, sino que también le dio de comer.

Pasaron los días y el anciano volvió y en agradecimiento le ofreció pintar en la pared una grulla, más adelante, esa grulla cobró vida y atraía muchos clientes al lugar. El dueño de ese lugar empezó a ganar mucho dinero, el anciano de ver tal descubrimiento, tomó la grulla y alzó vuelo, dejando solo la torre, por eso, se llama la *"Torre de grulla amarilla"*.

Muchas más historias contadas que quedamos anonadados, con toda esa sabiduría que los chinos poseen. No obstante, muy cansados decidimos terminar aquella excursión, salir a comer algo típico de la región y volver a descansar para continuar con el segundo día de recorrido.

No saben las ganas que me dieron de llorar, al ver que existía un lugar tupido con árboles gigantescos y el aire puro que se respiraba, era todo un paraíso terrenal. Una cultura única, cada persona con rasgos característicos que cada ser humano tiene.

Los gestos y la forma en que se dirigían a nosotros, producían una sensación muy agradable, con ganas de llegar a Colombia y contarle a toda mi familia, de lo que estábamos viviendo, por supuesto, no podía faltar las fotos que ese día tomamos con nuestros celulares.

Llegamos al hotel como lo solíamos hacer siempre, acompañados de un gran equipo de trabajo hotelero.

Nos tenían nuestra habitación aseada y con los amenities necesarios para pasar una estadía amena y confortable.

El miércoles 4 de diciembre, nos dirigimos al templo budista, un templo asiático ubicado en un barrio de la ciudad de Wuhan, a unos minutos del hotel donde nos estábamos hospedando. Esta vez, mi mujer fue la que quiso salir corriendo hacia el templo, un lugar extraordinario y dentro, una gigante estatua del buda.

Cuando nos adentramos, conocimos un salón donde había como más de 500 estatuas, cada una con un nombre diferente, también, había un aviso que explicaba cómo ingresar, cuantos pasos máximos se debía dar y cómo caminar.

Una cosa de locos, que nadie creyera. No sé por qué, el tiempo en ese entonces corría con prisa, pues ya se estaba haciendo tarde y necesitábamos comer algo debido a que el hambre no daba tregua. A pesar de la excelente vista, nos sentíamos cansados y queríamos ya estar en la cama descansando para seguir con el tour del país asiático.

Con la esperanza de llegar a la habitación del hotel, ducharnos, comer algo suave y dormir. Hablar de la experiencia inolvidable, nos hacía olvidar por completo de lo que sucedía en Bogotá con nuestras familias.

De vez en cuando nos conectábamos por video llamada para saludar y decirles lo mucho que los amábamos, mostrándoles las fotos de esos lugares que ya habíamos visitado.

El día jueves 5 de diciembre, fuimos a un restaurante que nos habían recomendado, probamos comida asiática entre las cuales estaba: –pescados al vapor y al horno, con unas salsas todas extrañas parecidas al chimichurri, algo diferente, pero en verdad muy delicioso.

Definitivamente, enamorado de la gastronomía; como también de los lugares que pisamos todos los días. Nos faltaba unos días para dejar la ciudad y regresar a nuestra ciudad de origen, no sin antes conocer la calle estilo Europa.

Se preguntarán porque les dicen así. Y…, es que hay tres tipos de calles: **La calle francesa, la calle española y la calle alemana.** Cada uno con esculturas de cada país, algo verdaderamente bonito, que daban ganas de sacarnos fotos con cada uno de ellos, hasta llenar la memoria del celular.

Fue otra tarde como muchas, de las que había vivido

con mi esposita, con cierta tristeza porque el sábado de esa semana ya teníamos que retornar y volver a la realidad del trabajo.

Me acuerdo tanto el viernes 6 de diciembre, estábamos sentados en el sofá del lobby del hotel hablando, y le dije a mi mujer: –"Por mí, me quedaría otros quince días más", mi mujer con cierta duda en su voz me dijo… Imagínate lo que soñé anoche…

No podía creer lo que ella me estaba diciendo, llegué a pensar que era una broma, y no quise ponerle atención ese día. Así que, se me pasó por alto preguntarle si era verdad lo que me decía.

El sábado 7 de diciembre salimos del hotel a las 3 de la mañana, sabíamos que nos esperaba un largo viaje de regreso; por la tanto, no había tiempo que perder.

Llegamos al aeropuerto para tomar el avión que nos traería de regreso a Bogotá con escala nuevamente a Berlín, la misma ruta que cogimos la primera vez del viaje. Ya en el avión, se me ocurrió preguntarle a mi esposa sobre el supuesto sueño que había tenido ese viernes y esto fue lo que me dijo: –"Soñé algo similar que tú, pero esta vez, no era con la Torre Yellow Crane, si no con el tren que nunca tomamos, íbamos en él, de Wuhan a Beijing, pasando por un estado, vi a unas personas vestidas de blanco, como de criminalística recogiendo cuerpos que habían muerto en esa ciudad.

Se veía que esos cadáveres, llevaban tiempo ahí tirados y nadie los podía recoger, no por el estado fétido si no porque estaban contaminados con un líquido y decían que si alguien los tocaba sin protección, moría al instante.

Estaba pasando por una iglesia budista de aquella región, cuando adentro, veía un poco de ataúdes con un poco de flores con avisos de –*"No entre por favor"*, al momento que miré la punta de la iglesia y en la cruz había un letrero que decía –*"Dios cuida a su pueblo"*.

Para mí, era tan extraño lo que estaba pasando. Sin embargo, sentí que frenó el tren porque anunciaban que unos cuerpos estaban tirados en la línea Férrea que no dejaba pasar.

Quedamos encerrados por muchas horas, no podíamos salir de allí, si salíamos nos podíamos infectar y morir. Vi, en el sueño cómo una señora más o menos de 65 años desesperada, como pudo salió por la ventana.

Contemplé la muerte de esa señora por haberse

salido. Todos estamos súper asustados ese día, la gente empezó a desesperarse y romper las ventanas para poder escapar, hasta el punto, que todos los del vagón empezaron a agredirse terriblemente. En ese momento me desperté llorando".

¡Qué significaba ese sueño! No podíamos comprender las señales que los dos habíamos recibido de formas distintas, pero con escenarios parecidos. Sin mencionar ninguna palabra, cerré mis ojos para meditar sobre el viaje y sobre los sueños que indican que nada es tan perfecto en la vida.

Llegamos a Berlín, y nos tocó esperar como tres horas para abordar el otro avión, que nos traería al destino final, el Dorado de Bogotá-Colombia, junto con unos detallitos que habíamos comprado en el aeropuerto de Berlín y Wuhan respectivamente.

Capítulo 2
Llegada a Colombia

A las 5 de la tarde, del día 8 de diciembre llegamos a la capital del país. Estos dos turistas llegaban de Wuhan orgullos de sus viajes y nuestras familias nos esperaban con un tremendo asado en la cuadra del barrio.

Nos daban la bienvenida como nos lo merecíamos, al lado de la casa un parlante con música en alto volumen y del otro una parrilla con pedazos de carne asada.

Se notaba la alegría, que como colombianos nos caracteriza, los abrazos se confundían con palabras de afecto que salían de mi madre, la que me esperaba con ansias en la puerta de la casa, la misma puerta donde se paró el día que se despidió de mí.

¿Que celebraban...? ¿Nuestra llegada? O... ¿la festividad que cada 8 de diciembre se celebra en Colombia? Esa noche no nos alcanzó el tiempo para hablar de todo lo que habíamos vivido en ese viaje y para mostrar las fotos que nos tomábamos día a día. En un viaje que quien sabe si lo volveríamos a vivir.

El día 9 de diciembre me levanté a las 5:30 am, para comenzar la rutina de todos los días. Primero, hacer ejercicio de calentamiento por alrededor de 20 minutos, para luego comenzar con un pequeño trote y, por último, plancha acompañadas con flexiones de pecho.

Descansé por 10 minutos para entrar a ducharme, alistarme para sentarme frente al computador y escribir los reportes que habían quedado pendiente en la oficina.

Cómo estaba en vacaciones, sabía que muy pronto terminarían, así que fue una semana para hacer oficios comunes de la casa y deshacerme de todo lo que ya no me servía, mientras que, mi esposa se ocupaba de los demás quehaceres.

Tuvimos tiempo esa semana, de salir a dar una vuelta por el centro comercial, comprar algunas decoraciones que hacían falta para armar el arbolito que acostumbrábamos a armar y hacer el pesebre que poníamos en la sala de la casa.

La misma semana nos propusimos a comprar los regalos para nuestras familias y a preparar todo para celebrar la novena, que como todo colombiano ansia realizar con éxito. En medio del trajín, hablábamos con orgullo de las experiencias vividas de Wuhan y de que si algún día Dios nos diera la oportunidad de volver allá lo haríamos.

Estábamos muy alegres de mostrar y enviar fotos a nuestros amigos de trabajo compartiéndolas por las redes sociales, etiquetando los paisajes más distintivos del antiguo continente.

Tal fue la emoción que empezamos a planear e inventar estrategias para ahorrar nuevamente, e ir a otro viaje aún más largo. Me sentaba a dialogar con mi esposa y ella se sentía muy confundida por los sueños.

Decía que los sueños tienen significados reales, a lo que yo escépticamente le decía, que no creyera en estas bobadas, porque solamente eran sueños.

Inclusive, teníamos discusiones por aquellas predicciones que solían aparecer en las redes sociales que confundían más a mi mujer, aquellos comentarios reforzados donde decían que iban a pasar cosas.

Siempre nos hemos caracterizado por ser muy oradores y creyentes en Dios. Yendo cada ocho días a misa, y venerando el Altísimo, nos olvidábamos por completo de nuestra discordia e indiferencia.

Salíamos cuando podíamos algún lugar cerca de la ciudad, podría ser a un pueblo, al menos para distraernos de la estresante y agotadora ciudad, hacíamos mercado para los ocho días y nos inventábamos cosas para hacer en los tiempos libres porque siempre decíamos que era una manera hacer siempre lo mismo.

El 16 de diciembre, comenzaron las novenas de aguinaldos. Junto a mi esposa, siempre iba a casa de mi madre para celebrar la novena de cada noche, ella nos tenía algo diferente en el momento que finalizaba la celebración.

Buñuelos y natilla no podía faltar en la mesa, acompañados de villancicos que cantábamos para amenizar el momento, cuando familia y amigos se reunían en un acto de amor y fraternidad.

Un ritual, que en muchos países es obviado y aquí en Colombia se considera casi que sagrado y pecaminoso no asistir al menos a una de las nueve.

Unas veces, nos quedábamos. Otras, nos íbamos a descansar a nuestra casa. A pesar que era cerca, por la hora, mi madre nos ofrecía una habitación, para podernos quedar.

En una de las visitas que tuvimos a la casa de mi suegra, se nos presentó la oportunidad de reunirnos y contar historias cotidianas, que solían pasar en ese entonces. No podía faltar por nada del mundo hablar de la "Torre Grulla Amarilla" y demás lugares fantásticos mostrándoles fotos, riendo y compartiendo con todos.

Me acuerdo tanto, el 23 de diciembre, un día antes de la celebración de navidad, haciendo peticiones y planes de donde pasaríamos esa navidad, también adelantándonos a los sucesos del año nuevo, aunque, sabíamos que el año nuevo iríamos al campo a visitar mis hermanos, no teníamos muy claro qué pasaría al día siguiente.

Día 24 de diciembre, un día soleado en la capital del país, con ganas de reunirnos pronto a donde fuera, para decir feliz navidad y repartir los regalos que habíamos envuelto días atrás para entregarle a los sobrinos, y por supuesto a mi hija, que, a pesar, que no estaba conmigo vivía con mi ex mujer en otro barrio de la ciudad, e iría a casa para celebrar.

Al fin y al cabo, nos reunimos en la casa de mi mamá. Pude ver a mi hija, abrazarla y contarle de los viajes, compartiendo con ella fotos que solamente eran recuerdos. Mi hija me reclamo, del por qué no la había llevado.

Prometí que algún día compartiría con ella un largo viaje…mientras tanto, abríamos los regalos, dándole de recuerdo, la Torre Grulla Amarilla en madera que compre para ella con un mensaje que decía: *"Te amo, vuelve pronto"*. Mi hija maravillada con el regalo, lo tomó y lo puso en su pecho y me dijo: –"Papi, la próxima vez llévame contigo".

Era como un signo de unión familiar, significando que debíamos estar más unidos que nunca. Esa noche celebramos, lloramos, bailamos, nos emborrachamos y comimos hasta que se nos paró el ombligo.

Alguien de la familia pidió decir unas palabras, que quedaron grabadas como cassette –**"Hoy, estamos aquí reunidos compartiendo, aprovechemos, porque mañana no sabemos dónde estaremos"**. Su mensaje en forma de verso le llegó a la mayoría.

Hizo llorar a más de uno con ese mensaje emotivo,

me acuerdo tanto que alguien le dijo: "¿Es que se va a morir...? a lo que contesto: –*"Si, claro, no ve que no tengo la vida comprada, que tal mañana me lleve Dios o... Esta misma noche llegue una enfermedad y me lleve para siempre".* Unos lo criticaban: –"Deje de decir bobadas, más bien celebremos porque estamos vivos".

A las 6 de la mañana del 25 diciembre, todos estaban casi muertos de sueño, borrachos y llevados, solo recuerdo que mi mamá me dijo que me acostara en una de las habitaciones, donde había como 10 en una misma cama.

Pedí el abrazo de mi hija esa noche y celebre hasta que me canse. Yo creo que nos bailamos hasta el himno nacional, tomamos como si el mundo se fuera acabar y comimos como si no volviera a ver comida. ¿Para qué quejarme? Sí estuve con mi familia.

Muy temprano, el día 26 de diciembre volvió todo a su normalidad. Ese día, mi esposa tenía algunos exámenes médicos que hacerse, así que madrugó para ir a la clínica, mientras que yo, me quedaba en la casa cumpliendo con mis ejercicios corporales.

Terminé la rutina, tome un duchazo, me cambie,

prendí el computador para leer algún artículo del periódico local y mientras que leía, se me vino a la mente imágenes intactas de China: su población, sus costumbres, su religión, tanto así, que decidí cerrar la página de noticias y buscar todo lo relacionado con ese país.

Me interesaba conocer más a fondo, porque China era tan disciplinada para quizás copiar algo de ellos y darlo a conocer aquí en mi país.

Estaba leyendo… cuando mi esposa llegó a la casa muy asustada, le pregunté; – ¿qué te pasa… amor? Me dijo: "el doctor me hizo saber que, en unos de los exámenes que me sacaron algo andaba mal, me dijo que más tarde me decía".

Yo estaba también muy asustado con la noticia que me había dado mi esposa, no sabía qué hacer ante el resultado que le entregarían un día después.

El 27 de diciembre, vísperas del año nuevo, mi esposa se fue para el hospital, a reclamar los resultados que con temor estábamos esperando. No alcanzó a llegar a la casa, cuando le pregunté sobre el dictamen médico, me contestó: –"Me tienen que hacer un examen de sangre, para determinar el diagnóstico, porque me dicen que algo no anda bien dentro de mí".

– ¿Qué es lo que sientes?, ¡le pregunté! –"Nada..., yo me siento bien", me contesto, al momento, que alistó los ingredientes para hacer el almuerzo. La veía muy preocupada y angustiada de lo que pudiera pasar con su estado. Esa tarde la pasamos juntos, frente al televisor, viendo algunos programas, películas y analizando aquello que le habían detectado.

Yo me desperté a las 7 de la mañana del siguiente día, para preparar un café y llevárselo a mi esposa. Así como muchas veces ella lo hizo conmigo, no alcance a poner la olla en la estufa, cuando mi esposa empezó a llamarme a gritos.

Salí corriendo para la habitación, donde tenía mi teléfono, cuando lo tomé la llamada se había perdido. Ella dice que fue en cuestiones de segundos, que timbro porque tampoco alcanzó a contestar.

Esperé unos minutos, a ver si volvía a timbrar, pero no sonó, después de una hora recibí un mensaje de un número desconocido. Alguien me había agregado al WhatsApp diciéndome lo siguiente:

–"¡Hola, soy El Doctor Fernández, estoy atendiendo la paciente Miriam Pérez, es para informarle que tengo unos resultados no muy alentadores de su esposa y quiero hablar con usted sin que ella se entere de la situación!

¡Si es posible, hoy lo espero en mi consultorio a eso de las 10 de la mañana, para entregarle el documento! – ¡Por favor! no le vaya a decir nada. Invéntate una excusa, para no preocuparla, porque puede entrar en shock y deteriorar su salud rápidamente.

Gracias a Dios, que mi esposa no cogió ese aparato antes. Decía para mis adentros al momento que lo ponía en uno de los bolsillos del pantalón drill que tenía ese día.

Así lo hice, le dije que tenía que salir urgente, porque debía recibir unos documentos de la empresa ya que los habían enviado con un domiciliario, sin embargo, ella no se comió el cuento y se enojó conmigo.

Tenía que hacer lo que me había dicho el doctor Fernández. Con prisa agarré un taxi en la calle del frente, rumbo a la dirección correspondiente. Llegué en menos de 20 minutos al lugar.

Ingresé muy nervioso, me acerqué a la recepción y pregunté por el Doctor. Me hicieron seguir sin ningún problema al tercer piso del edificio y él, estaba ahí frente de la puerta con un sobre de manila. Me vio y con cara de preocupación me pidió que siguiera, me hizo sentar en una de las sillas del escritorio.

Yo estaba completamente perplejo, ante una noticia que no quería escuchar por lo que le dije: –"¿Qué pasa Doctor..., porque tantos rodeos? – ¡Dígame ya, que sucede con mi mujer, señor! Él, abrió el sobre diciéndome que me calmara. Con voz temblorosa, me explico que había encontrado una mancha negra en el pulmón izquierdo, como también problemas asociados a la hipertensión. Por unos minutos recordé el día del viaje, cuando ella me dijo que sentía dolor de cabeza, calor en todo su cuerpo y un dolor insoportable en toda su espalda.

Le pedí explicaciones de esos síntomas mencionados, sin embargo, el médico no pudo darme ninguna respuesta, puesto que ya había pasado muchos días. ¿Cómo decirle a mi mujer de lo que estaba viviendo sin saber? – ¿Cómo explicarle lo que padecía? Si fue lo primero que me recomendó el doctor.

Mi mujer padece cáncer de pulmón, según los resultados del laboratorio. Unas ganas de llorar tan profundas me entraron ese día, solo quise saber cuánto tiempo más viviría mi esposa, fue lo único que se me ocurrió. –"Comprendo que quieras saber todo eso, pero no tengo la más mínima idea de cuánto será, hasta que no hagamos otros diagnósticos. Solo le pedimos paciencia y postura". Inquirió el médico.

Llegué a la casa como a las 2 de la tarde, mi esposa estaba muy furiosa preguntándome el porqué de mi demora. No tenía cara para decirle la verdad. Tuve que inventarme una historia larga, aun así, sospechaba de la estupidez que le había dicho.

Sin que se diera cuenta, me fui para el baño a llorar por unos minutos de la impotencia que sentía. Un sufrimiento que estaba compartiendo a escondidas. No se imaginan el dolor tan grande que experimentaba.

Mi esposa tenía una enfermedad grave que sólo Dios sabía si podría ser curada o no. Esa tarde terminó con una cena romántica en medio de la incertidumbre, tenía que hacer todo lo que estaba a mi alcance para que ella se contentara conmigo.

Se llegó el día más esperado, los preparativos para recibir el año nuevo en familia. Semanas atrás, habíamos hablado de donde pasaríamos el año nuevo. –"Aquí en Bogotá, ya celebramos". –Vámonos fuera de la ciudad, le dije a mi mujer llamando a mi mamá para invitarla, las dos aceptaron.

El 31 de diciembre muy temprano, empacamos nuestras cosas, tomamos un taxi que nos llevaría a Vergara-Cundinamarca, de donde son mis hermanos. Alrededor de las 3 de la tarde llegamos a la vereda, nos recibieron con un... sancocho de gallina, cocinado en estufa de leña. – ¡Qué delicia!

El campo es un lugar exótico que le da vida a la misma vida. Un lugar lleno de fantasías, estábamos rodeados de aire puro y frutas frescas. Habíamos llegado a un lugar tranquilo, donde muchos quieren olvidarse por un momento de la estresante ciudad, de la bulla y las malas noticias que todos escuchamos en los noticieros.

Ya en la vereda, podíamos salir a caminar, comer naranjas, mangos, ver también cómo preparaban esos deliciosos tamales, masato, envueltos... mejor dicho, toneladas de comida para recibir el año nuevo.

Allá también hablamos un poco de nuestro viaje internacional, de la misma forma que ellos nos comentaban de las cosas que sucedían en el campo. Nos reunimos para contar historias, echar chistes y demás actividades nocturnas.

Con la zozobra de la enfermedad de mi esposa que nadie sabía, me debilitaba en instantes. Juro que no sabía en quien pensar más, si en mi mujer o en mi propia hija. Fue otro momento, donde no pude compartir con ella; sin embargo, hice una llamada para preguntar por su salud y aprovechar para decirle que la amaba mucho.

La lejanía también me desgarraba el alma por completo, sentirla cerca era mi necesidad. Llegó la hora de celebrar la despedida del año viejo. Prendiendo el muñeco de trapo que habían hecho el día anterior, indicaba que las malas acciones y todo lo viejo había quedado atrás. Echaron voladores, para amenizar la noche y haciendo un brindis por el nuevo año, iniciaban con la música donde todos se animaron a sacar pareja para celebrar.

Definitivamente, las lágrimas de unos contagian a otros, cada uno en su cuento; por lo tanto, me confundí en un abrazo que le di a mi mujer por tantos años de compañía y lucha constante.

Le hice saber que era mi vida, y mucho más que una compañía, deseándole que el nuevo año fuera lo mejor para nosotros, como también haciendo propósitos para empezar como se dice; con pie firme.

Esa noche, como otras de celebración... bailamos, comimos y celebramos hasta que no diéramos más. La fiesta duró hasta las 7 de la mañana quedando los rezagados que solo pedían seguir la juerga, no les importaba tener el estómago vacío, de que sólo les dieran trago...todo estaba bien.

Me dolía un poco la cabeza del bullicio, solo quería descansar un poco, para que al medio día, tuviera las energías suficientes de hacer parte del asado. – ¡Cómo te extraño Colombia! ¡Pensaba! Este país me permitió estar con los míos; aunque, faltaba mi hija.

Ya casi se me acaban las vacaciones, les decía, analizando un poco el nuevo año 2020. No podía creer la rapidez con que se va un año, les insinuaba. – ¡" Es increíble, hace 15 días estuvimos en Wuhan!, – ¡y... vea! Así, también se nos va la vida, agregaba.

El dos de enero 2020, decidí con mi esposa retornar a la ciudad, porque debía prepararme para iniciar labores el 3. Nos despedimos de todos, caminamos hasta La Campiña, tomamos un carro hasta un cruce y después la flota que nos traería a Bogotá.

Hablaba con mi esposa, dé lo rico que la habíamos

pasado y de ¿qué sería este nuevo año para los dos? Mi mujer dijo: –"2020 el año de las oportunidades". Yo añadí: –"Si, pinta bien". Llegamos al barrio en la tarde a preparar todo para comenzar la labor.

Capítulo 3
Lejos de una realidad

Inicié a las 6 am con la jornada laboral de recepcionista, en el prestigioso hotel donde llevaba trabajando más de 5 años. Me recibieron con algunas tareas pendientes y la sátira de algunos compañeros haciendo mención al viaje del extranjero. Me felicitaron por haber cumplido el sueño, diciendo, que este año vendrían duras horas de trabajo.

Salí a las 2 de la tarde del centro de la ciudad, directo para la casa a descansar. Al llegar, mi mujer me recibió con una noticia que me dejó estupefacto. Se trataba de Wuhan donde habíamos ido. Hablaban de un brote que estaba matando muchas personas y que la Organización Mundial de la Salud hablaba de una epidemia en la provincia de Hubei.

Les aseguro, que me pasó un escalofrío por todo mi cuerpo, al escuchar semejante noticia. Nos sentamos los dos a reflexionar, sobre ¿qué hubiera pasado si estuviéramos allá? ¿Qué sería de nuestras vidas en medio de ese virus que era incierto?

Posiblemente, Dios nos dio el chance de ver detrás de la pantalla y situarnos desde otra perspectiva. La velocidad con que avanzaba ese virus nos dejaba sin aliento. Sin embargo, nos dimos cuenta de la suerte que tuvimos de regresar rápido a nuestras tierras.

Todos los días, eran noticias relacionadas con la nueva enfermedad, que había despertado el interés de muchas personas, quizás en esa región del país occidental.

A pesar que, era detrás de una pantalla, la noticia tocaba por instantes mi pellejo, pensando ¿cuál sería el origen de esa bacteria, que estaba dejando gente hospitalizada y muchos difuntos?

Si bien, no era cierto cual eran los síntomas, vivíamos pendientes de que diera alguna señal de alarma. Cada vez que abría un artículo en el internet, aparecía de primero, informes o reportajes acerca del microbio del que todos hablaban.

Por supuesto, no podíamos estar todo el tiempo frente a un televisor, teníamos cosas que hacer, entretanto, que mi esposa se disponía para ir a sus citas médicas. Ese remordimiento de conciencia, por no poderle contar a mi esposa, me hacía ganar fuerzas y buscar el momento correcto para contárselo.

Cada vez que iba a verse con el Doctor Fernández, él solo le decía que debía someterse a otros exámenes, más, era un gastadero de plata y tiempo. – ¿Podría tener un cargo de conciencia si no le decía de su padecimiento? – ¡Qué fuerte es mi esposa! La analizaba a cada momento.

Recuerdo, que una vez llegó a la casa con una cantidad de medicamentos, para controlar la hipertensión pulmonar, lo cual era bastante riesgoso. Se tomó una y se acostó. Yo entretanto buscaba los signos de aquel brote y su origen.

Sinceramente, estaba muy cansado de escuchar las historias de crecimiento del brote en ese país, poniendo el conocimiento ante los demás muy sutilmente, cuando estaba en el trabajo. – ¿Si vio, lo que está pasando en China? – ¡Terrible! ¿No? Si vi. Uno de mis compañeros decía. – ¡Oiga, tenaz esa vaina!, ¿Cierto? Otro, replicaba. –"La situación está grave, parece que es algo nuevo. Mínimo se lo inventaron los chinos". Objetó el otro compañero.

Así nos la pasábamos hablando del tema, día tras día. Les comentaba, que tenía a mi esposa pasando por una situación muy delicada de salud y que no sabía qué hacer.

Ya había perdido las fechas del nuevo año y hasta los propósitos de corto plazo, no sabía que me esperaba este año que, para muchos, inclusive para mí, era el año de las oportunidades.

No sabía ya qué pensar, tras el aumento de contagios en ese país asiático, que estaba dejando muchos decesos. Me estaba atrapando un nerviosismo, cuando, poco a poco daban los indicios de la epidemia. La **"OMS"** daba el último reporte de contagios de Wuhan y cómo iba en incremento el número de infestaciones.

Me producía angustia mirar la noticia. Era algo alarmante, que podría extenderse no sólo en esa ciudad, por lo que hacía pensar que llegaría a otras ciudades de esa nación.

Cómo no recordar la vez, que dieron un avance informativo en donde explicaban el crecimiento acelerado de la enfermedad que habían denominado como **"Coronavirus"**. Una nueva enfermedad en humanos, que según, fuentes oficiales, lo habían detectado en uno de los laboratorios de un hospital de Wuhan.

Allí fue el epicentro del brote, que producía en pacientes, síntomas asociados a la influenza: Dolor de cabeza y garganta, tos y dificultad para respirar. De acuerdo a las fuentes informativas, el virus en la persona, le hacía padecer de una fiebre alta.

Las investigaciones preliminares, reportaban, que ese nuevo coronavirus, era tan fuerte, que mandaba a un paciente de inmediato al hospital, cuando tuviera neumonía. Al momento, me comuniqué por teléfono con mi esposa, para hacerle saber lo que estaba pasando en

Wuhan y me respondió que ella también estaba mirando la noticia.

Sin levantar sospechas, de la condición de salud de mi mujer, colgué y marqué rápidamente al doctor Fernández, para preguntarle sobre el cuadro patológico de mi esposa. Estaba muy ansioso por saber cuál sería su respuesta, al tiempo que, le hice saber lo que estaba pasando en China.

Me dijo, que tenía otros resultados más alentadores, relacionados con el manejo de la hipertensión. Aseguró, que el diagnostico que me dejó ver días atrás, no era el mismo que el de ahora, lo cual no se imaginan la alegría me dio escuchar eso.

Siempre, llegaba a la casa con la idea de preguntarle a mi esposa por su salud, a lo que siempre me decía: que estaba bien. Tal vez, podría sentir dolores, pero ello nunca mencionaba nada, no sé si… era para no preocuparme o por capricho de ella.

Continuaba con sus medicinas a las horas en punto, hasta que cierto día, tuvo una recaída que casi se la lleva. Estábamos reunidos, había acabado de llegar de trabajar por lo que de costumbre me sirvió onces. Nos sentamos a la mesa a tomar un café, cuando me expresó que sentía mareos, comentando la situación, se desmayó.

No sabía qué hacer en ese momento, quedé en shock, solo pedía a gritos, ayuda, hasta que los vecinos de la cuadra salieron a ayudarme, llamaron rápidamente un taxi, la subimos y la llevé a la clínica de volada.

Ella, necesitaba rápidamente, ser internada, parecía que le faltaba el aire y estaba pálida, sudaba frío, la tome de su mano izquierda, pero me la lavó de sudor.

Llegamos al hospital, pidieron una camilla y se la llevaron para dentro, mientras que yo hacía todo el papeleo de entrada. Un pocotón de imágenes, rondaba mi cabeza, pensando siempre lo peor de la situación, solo quería que pasara ese día y volviera todo a la normalidad.

Al cabo de unas horas, salió el doctor, diciéndome que la había canalizado y que estaba bajo observación médica. Debía esperar más tiempo, para saber cómo evolucionaba a las agujas, que le estaban maltratando su piel. Ese día no me la dejaron ver, me dijeron que me fuera para la casa, y volviera al día siguiente, ó llamara en las horas de la noche, para saber de su condición.

Muy atemorizado, se me ocurrió llamar al trabajo, para

pedir el permiso necesario, después llamé a mi hija para saludarla; a pesar de su ingenuidad, le comenté lo que estaba sucediendo, con su voz tierna me dijo: *"Papito, no te preocupes, Dios te va ayudar mucho"*. No pude contener el llanto y me puse a llorar. Haciendo fuerza, para que ella no se percatara de mi tristeza, le dije que debía colgar porque me necesitaban. Así terminó esa tarde y noche de incertidumbre.

No pude dormir esa noche. Pero… ¿Quién puede dormir con ese problema? Les aseguro que nadie, como tampoco nadie, desearía ver a un ser querido hospitalizado, como yo lo estaba viviendo.

Estaba sentado en la sala de espera del hospital, esperando el informe médico, cuando en uno de los televisores de la sala, una noticia de última hora, daba lugar en varios países del continente europeo. ¡Increíble pero cierto! Este coronavirus había llegado en menos de 10 días a varios países del continente europeo.

Afirmaban, que, con las condiciones morfológicas, y con una rapidez sin precedentes, se veía venir una desaceleración económica en esas naciones, y el mundo estaba a la expectativa de lo que pudiera pasar. Estábamos muy lejos de la realidad, la mayoría decía que para que llegara a Colombia era improbable que pasara.

Parece, que ese virus estaba golpeando con fuerza, esos territorios de occidente, sin compasión, mientras, que, en el continente suramericano, la vida continuaba normalmente, sin contratiempos, ni afanes.

El ritmo habitual, que se veía en las grandes ciudades, donde la epidemia había llegado, puso en apuros las bolsas económicas occidentales.

Decían, que la única forma de combatir este brote, era aislamiento. Todo eso, era lo que se veía por las noticias y periódicos diariamente. Las grandes prensas locales, ponían como título: *"Un nuevo brote amenaza la humanidad".*

Eran las 11 de la mañana, cuando el Doctor salió a darme la noticia de mi esposa. ¿Cómo está mi esposa, doctor? Le pregunté. Me dijo, que entrara para verla. Cuando ingresé al cuarto donde la tenían, vi que tenía un respirador artificial, esos tubos que cubrían una parte de su cuerpo.

– ¿Qué es esto? Le pregunté al doctor. Me dijo: "Tuvimos que ponerle oxígeno, estaba muy grave y debido a la complicación del pulmón, estaba recibiendo aire solo por uno". – ¡Dios mío! Le dije, – ¿cuánto tiempo más, hay que esperar para que salga? Él me contestó: "La verdad, debemos dejarla para ver cómo evoluciona con esto, y se lo estaremos diciendo en el transcurso de la semana. Lo que parecía un simple desmayo, resultó siendo una baja en las defensas" – ¿Por qué? Si ella se estaba tomando los medicamentos con juicio…le dije. Me contestó: "No sabemos, si la reacción de alguno de ellos, complicó la salud de su esposa, pero eso no lo determinamos nosotros. Ya llamé a un especialista para que la mire, y le dé el reporte oficial de su esposa. Le pedimos mucha paciencia señor Rodríguez, su esposa va a estar en buenas manos".

Salí del cuarto muy achicopalado de semejante noticia. – ¿Qué más podría esperar? Cuando llegué a casa, la mamá de mi hija me marcó, no pude responder porque tenía el celular cargando, la segunda vez que timbro, contesté, pude hablar con mi ex mujer. – ¿Qué le pasó a mi hija? Fue lo único que se me ocurrió preguntar. Me dijo: "no se preocupe, ella está muy bien". Sólo lo quiere saludar, ya se la paso… – ¡Que alivio! Le contesté.

Sentía una emoción, de saber que mi hija me daba

algo de tranquilidad. "¡Hola mi amor! ¿Cómo estás? Bien... papito y ¿tu?" Me contestó. Hablamos por más de 30 minutos, donde me contó que estaba bien, que en el colegio le estaba yendo súper, que tenía muchos amigos, y que ya había almorzado. Nos despedimos como papá e hija, y colgué el teléfono, no pude sentir más consuelo que escuchar la voz de mi hija ese día.

¿Qué más podía hacer? En ese momento de tribulación, sentarme y esperar el veredicto. Pensando siempre. – ¿Sera... que, si le hubiera dicho a mi esposa del cáncer que padece, se hubiera enfermado peor? – ¿Cómo saberlo? Solo pensaba en las quimioterapias que podrían formularse, junto a otros procedimientos quirúrgicos, quizás, peores que la misma enfermedad.

Pedía a Dios de rodillas, oraba por mi mujer todo el tiempo. ¡Ojalá, esto termine pronto! Era lo único que rogaba. No podía ver a mi mujer todos los días, así que también junto a ella estaba mi mamá y algunos familiares por parte de ella.

La situación era desalentadora, restringieron las visitas, porque la habían pasado a la **UCI** (Unidad de Cuidados Intensivos). Los reportes que daban los médicos, indicaron que no se salvaría, diciendo que le quedaba pocos días de vida. Eso sí que me conmovió más la vida, días enteros con lágrimas en los ojos, suplicando a Dios por una vida que estaba a punto de irse.

Llegó el fin de semana, recordando lo que hacía con mi mujer en los tiempos libres y visualizando un mundo perfecto, junto a la mujer que amaba; aunque, no tenía hijos con ella, entre los propósitos, era tener uno este año.

Siempre, día y noche andaba pendiente de la mejoría de mi esposa, con resultados sorprendentes que daban cada 8 horas por mensajes o llamadas telefónicas que recibía.

Sólo bastó un par de días más, para que le dieran de alta, la felicidad era abrumadora. Volvería a ver mi mujer de nuevo en casa. Eran como las 7 de la noche, cuando me llamaron para hacer presencia en el hospital, pagar algunos procedimientos médicos, y sacar a mi mujer de ese moridero.

Mi madre me acompañó a la clínica ese día y como a las 10 de la noche abordamos un taxi rumbo a la casa. Tenía en mi mano derecha todas las recomendaciones clínicas y en la otra, una bolsa con los medicamentos que le habían formulado.

Dios, le había dado otra oportunidad, parecía que el tumor que tenía en uno de sus pulmones, había desvanecido de la noche a la mañana. Se le atribuye a un milagro del cielo, saber que no era cáncer en sí, sino que eran indicios de esa enfermedad.

Con relación a la hipertensión, me dieron unas recomendaciones que tenía que ella llevar a cabo durante varios meses, para regular casi que por completo ese mal.

Parcialmente, mi mujer cobraba vida. Yo, todos los días estaba atento en darle sus medicamentos a la hora acordada, entre tanto que, asistía a mi trabajo de forma gradual, mientras que miraba pronta mejoría en ella. Sabía que estaba pasando por una situación no muy agradable, pero, tenía que hacerle frente a la tormenta que me había cogido desprevenido.

Durante el tiempo que nos enterábamos, de la expansión rigurosa que sacudía con fuerza los países europeos, a como diera lugar, y ahora el mundo tenía puesto el ojo sobre esa epidemia, en el momento que daban el último minuto.

El director de la **OMS** (Organización Mundial de la

Salud), declaraba al coronavirus como pandemia, debido a que ya había tocado más de 100 países entre: asiáticos, africanos y europeos.

Ahora, estaba amenazando con llegar al nuevo continente. Parecía imposible de creer que, en menos de un mes, la pandemia cobraba y cobraba vidas mortales de forma exponencial.

La realidad era otra, el virus se había regado, debido a que se dieron cuenta que era muy fácil la transmisión de persona a persona, así como también, descubrieron otros componentes que lo hacía más peligroso entre los humanos.

La epidemia que había nacido en Wuhan, era ahora la pandemia que estaba a punto de infectarnos. A la semana siguiente los periódicos y los noticieros, daban el parte de dispersión en uno de los países del sur del Continente Latino americano.

Brasil, era parte de la propagación del coronavirus. Por su tremendo impacto, lo categorizaron como silencioso y letal, y le pusieron el nombre de Covid-19 *(Coronavirus 2019)*. Esto, porque los investigadores le siguieron los pasos para identificar la fecha exacta del origen.

Según fuentes oficiales de China, el virus empezó a incubarse desde noviembre del 2019, y hasta finales de ese año, se dieron cuenta que se trataba de un nuevo coronavirus. Ya, para finales de enero, más de 150 países estaban contagiados, no solo los continentes, sino hasta las islas más apartadas del mundo.

De acuerdo a un mapa virtual del ministerio de Salud Colombiano actualizado diariamente, mostraba las cifras reales de los contagios, recuperaciones y muertes. Ya contábamos más de 8000 muertos a nivel mundial.

El impacto de las economías empezó a verse afectado por la crisis, según el gobierno Nacional Colombiano ya estaba creando mecanismos y preparando contingencias de contención del virus para inicios de febrero 2020.

Hablaba con mi esposa del tema todo el tiempo, preocupado por la condición de salud de ella y también por lo que nos podría llegar a pasar, si ese virus llegaba a nuestro territorio. Lejos de la realidad, ahora muy pronto tocaría a nuestras familias. Las actualizaciones del Ministerio de Salud nos mantenían al tanto de la crudeza que estábamos a punto de afrontar.

Mi esposa se recuperaba con más fuerza y dialogábamos sobre nuestras vidas, en economía e ingresos mensuales, si llegaran a tomar una decisión. En el trabajo, junto con mis compañeros analizábamos la situación muy subjetiva, cuando expresábamos cada uno, puntos de vista sobre qué haríamos si la pandemia nos tocará.

El 6 de marzo del 2020, llegó a nuestro territorio colombiano, el primer contagio por coronavirus. Ya habiendo pasado por: Brasil, Ecuador, México con vuelos provenientes de España e Italia.

Las personas de esos países, contrajeron el virus, y sin darse cuenta de la magnitud, lo estaban esparciendo inconscientemente, al instante que, los expertos descubrieron otra cosa, que les llamó mucho más la atención.

El nuevo coronavirus era denominado asintomático, lo que quería decir; que la persona era portadora del virus, pero no demostraba ningún síntoma, lo cual era bastante preocupante para los expertos de la salud, descifrar quien era o no contagiado.

Las estrictas medidas de seguridad, empezaron a establecerse parcialmente en las ciudades de nuestro territorio, y en especial en la capital del país. Anunciaban, que, en Colombia, ya tenían el aparato de detección del virus, lo cual hacía más fácil la labor para las personas expertas en tomar las muestras.

No me van a creer, lo asustado que estaba de perder mi trabajo. Sabía que la crisis económica se vería muy afectada, pero primaria la salud, ante todo.

Dieron la noticia de reducir en espacios públicos, la masiva presencia de personas a 500 máximo, en establecimientos comerciales. Mencionaban medidas de higiene constante dentro y fuera de la casa. Nunca me había lavado tanto las manos como desde aquella vez.

Protocolos de prevención, que empezaron a decretar y el uso del tapabocas, como medida preventiva en caso de detectar algún síntoma leve. Nosotros entre tanto, seguíamos con las condiciones de higiene en nuestra casa.

El doctor Fernández me hizo una llamada, informando los protocolos para mí y mi mujer. Rápidamente, avise a la mamá de mi hija, sobre los peligros que nos exponíamos, dándole, todas las recomendaciones de higiene para ella. ¡Cuide mucho a mi hija por favor, no deje que se salga por ahí! Parece que van a suspender clases por unos días.

Dicho y hecho esa semana de la llegada el virus, el

gobierno nacional, sacó el decreto de suspensión de clases hasta nueva orden, al tiempo que empezó a tomar medidas más drásticas, que empezaron a preocupar la población colombiana.

Capítulo 4
Entre contacto y contagio

Sabíamos la amenaza a la que estábamos expuestos todos; cada vez, que las cifras aumentaban de forma dinámica, sin respetar; edad, género, raza, religión o estrato. Todos ya estábamos invadidos por el covid-19 de forma repentina e inexplicable.

– ¿Cómo pasó...? – ¿En qué momento, las cosas tomaron un giro casi que radical? El mundo es tan pequeño, que nos estaba haciendo sentir lo mismo, desde todos los extremos del planeta estábamos respirando el mismo aire. Se nos olvidó por completo de los momentos inolvidables, que habíamos vivido porque ahora el foco era otro.

Los decretos empezaron a hacerse evidente, frente a todos los colombianos, con ciertas restricciones de libertad, jamás vistas desde que tengo uso de razón. Cuentan, como cientos de años atrás, la humanidad se vio en riesgo por cuenta de otras pandemias, que acabaron con millones de personas en la Europa occidental. Pero… esta había paralizado por completo el mundo, y a punto de un confinamiento obligatorio.

Cada día a la espera de un pronunciamiento oficial, por parte del gobierno local y nacional, sobre ¿qué pasaría en medio de la limitación? La alcaldesa de Bogotá, decretó un simulacro de aislamiento por tres días en la ciudad, durante ese tiempo se delimitaron las aglomeraciones a menos de 50 personas, algo nunca antes visto quizás en la historia de Colombia.

El doctor Fernández, me dio las pautas, para mantener a mi mujer en las condiciones necesarias de reposo, y esperar que podría pasar con ese distanciamiento social. Mi esposa ya mostraba una curación prodigiosa, que indicaba que Dios, definitivamente estaba con nosotros.

Nos habían dado todas las indicaciones de simulacro, para continuar trabajando, dormir y comer en el hotel por los tres días, mientras que el gobierno local, tomaba una decisión correcta.

Los directivos del hotel me dieron una carta, informando que las decisiones eran claras. Tenían que reducir el personal a la mitad y el resto para la casa. Nos dieron una carta de permiso, por si las autoridades policiales nos paraban.

Llegué a la casa con todas las medidas preventivas, quitándome hasta los zapatos y dejándolos en la entrada de la casa para poder entrar. ¡Esto era en serio! Los cuidados debían acatarse con mucha responsabilidad, pues sabía que mi mujer estaba más propensa a contagiarse, y les digo que el temor me invadió por completo.

Llegué con tapabocas y guantes a la casa, y me quité la ropa, me duché y me apliqué gel antibacterial en las manos, desinfectando las superficies del celular, entretanto que mi esposa me comentaba de las nuevas medidas, que había implementado el gobierno nacional.

Me dijo que, el presidente había dado ya la orden, de cerrar por completo los viajes procedentes de España e Italia, hasta una fecha específica, y que los viajes nacionales se cancelarían, así como también, todos los eventos deportivos, culturales y sociales a nivel nacional.

– ¿Qué significaba esa decisión radical? ¿A dónde estábamos llegando? Y – ¿Qué más vendría con todo esto? Los mercados mundiales empezaron a sentir un impacto, el dólar se disparó, el petróleo se desplomó.

Todo empezó a paralizarse súbitamente. ¿A que nos estábamos enfrentando?

Nos había tocado casi que por completo el covid-19. Ya, hacíamos parte de la historia pandémica. Por lo tanto, el número de los contagiados, seguían en aumento, así como también los decesos.

El mapa geográfico mundial, reflejaba casi 190 países contagiados por el brote, al instante que, la **OMS** daba recomendaciones a los gobiernos mundiales de propagación y contención del brote.

Mientras China mostraba una suave reducción del virus, este golpeaba con fuerza a otros países del viejo continente. – ¡Que vaina tan letal!, expresaba. Dieron la orden, de mercar lo más que pudiéramos y mantener en casa.

Estábamos haciendo la lista del mercado, cuando en uno de los canales locales de Colombia, hablaba el presidente de la república. Él estaba reunido con sus altos mandos, dialogando sobre el aislamiento, cuando de pronto dieron a conocer el nuevo decreto, que paralizó a toda Colombia.

Nos íbamos, a cuarentena nacional por 15 días. Nos preocupó aún, con más rigor esa decisión. ¿El mundo entero estaba en confinamiento? Pues, las naciones y sus gobiernos, habían también tomado esa decisión. Parecía el fin del mundo, algo no andaba bien, predicciones auguraban el apocalipsis.

Mi mujer y yo, decidimos cumplir a cabalidad el decreto; sin embargo, era obligatorio salir a hacer mercado, puesto que era una de las excepciones del gobierno. Fueron muy enfáticos, en decirles a los colombianos, que si no cumplían la cuarentena, seriamos multados, hasta encarcelados.

Eso nos asustó mucho más, así que hicimos el listado de las cosas que necesitábamos, y salí para la plaza de mercado. Era increíble ver personas por la calle sin ninguna protección, como si no estuviera pasando nada.

Gente que sin conciencia, estornudaban sin cubrirse la boca, o tosían sin resguardo, no sabían lo que esto podría significar. Estuve afuera como por 3 horas, comprando todo que nos alcanzara para 8 -10 días, confinados en la casa sin poder salir a la ventana.

A las 2 de la tarde, llegue en un taxi con las bolsas de mercado. Creo que estaba cumpliendo, con todos los protocolos de aseo, para no traer ninguna indicación del virus, que estaba alterando por completo la vida social del ser humano.

Les digo con certeza, que inconscientemente me bajé del taxi, olvidando cubrirme la boca, al tiempo que mi esposa estaba esperándome para ayudarme con los paquetes. ¡No te salgas mi amor! ¡Quédate por favor adentro y yo hago esto! Le dije.

Ella sin medir las consecuencias salió como sin nada, tomó una de las bolsas y se entró. Me dio demasiado mal genio, que resulté gritándole, diciéndole que era por la salud. No me lo van a creer, pero al cabo de unas horas empecé a sentir carraspera en mi garganta, algo que verdaderamente llamó mi atención.

No habían pasado 2 horas cuando me sentí que se me explotaba la cabeza. ¿Qué podría ser? La sugestión del virus me hacía perder cordura, empecé a imaginarme cosas y se me venían imágenes a la cabeza.

A las 6 de la tarde de ese mismo día, no me sentía muy bien. Llegué a pensar que eran síntomas de influenza, la verdad no estuve tan cerca de la gente ese día, o al menos eso era lo que pensaba.

Les digo, que estábamos en el peligro imperioso, pues había una habitación para los dos, porque no había más espacio en el apartamento que habíamos alquilado.

Mi esposa llamó al doctor Fernández, para comentarle de mi situación, a lo que le dijo, que yo debía permanecer solo en la habitación, y que le pedía a mi esposa de corazón que se saliera del cuarto.

Nos entró una pesadumbre, que nos inquietó aún más. Ella me dijo que el doctor Fernández, había quedado de venir a verme, para la toma de unos exámenes.

Efectivamente, el doctor llegó cómo a las 8:30 de la noche, con unos instrumentos, para tomarme la temperatura. Inició con el interrogatorio clínico de mi salida al supermercado, tiempo de duración en la calle, y el contacto con las personas, para quizás poder rastrear alguna pista.

Me acorde que yendo para el supermercado, me encontré con Cenelia, una vieja amiga que había viajado a España y que hacía como dos semanas, había llegado de allá. A pesar que no me acordaba de su viaje, el médico me pidió, que le diera más señales del presunto acercamiento con ella.

Recordé claramente, que le di un abrazo fuerte y al despedirme un beso en la mejilla. Recuerdo que ella no tenía ninguna protección en su boca cuando estornudo, pero no pare bolas a eso.

Le estaba terminado de dar las versiones al doctor de mi salida, cuando él miró el termómetro y me dijo: "Señor Rodríguez, la temperatura la tiene normal, no veo síntomas asociados a la nueva enfermedad, cosa que me alegra.

–"Le recomiendo que se guarde, y usted señora por favor, no se acerque". –"Necesitamos esperar 24 horas, para ver cómo avanza, si mejora o los síntomas empeoran, para así llamar algún experto del ministerio de salud, que venga a tomarle las muestras, llevarlos al laboratorio y darle la respuesta a más tardar, un día después de habérsela tomado". ¡Gracias doctor! Dijo mi esposa, mientras abría la puerta para que el doctor se fuera.

Ya mi esposa no podría estar cerca de mí por unos días, al menos, hasta que dieran un diagnóstico concreto. Gracias a Dios, esa noche pude dormir. Mi esposa por no dejarme solo, tendió un colchón en el piso de la sala para poder también descansar.

Al día siguiente, escuché a mi esposa muy temprano, merodeando la cocina. Estaba preparando el café y el desayuno, entretanto, yo me desperezaba, aunque, sabía que ella no podía acercarse a mí, ni yo a ella, hablábamos cada uno desde el extremo. – ¡Que convivencia más rara estábamos viviendo! Pero debíamos hacerlo por seguridad y salud de los dos.

A las 8 de la mañana de ese día, mientras tomaba mi desayuno solo, me sonó el celular, era una llamada bastante extraña, contesté y era un familiar de Cenelia, contándome que ella estaba hospitalizada. – ¿Cómo? Conteste. – ¿Cómo es posible? Si la vi hace como 3 días.

–Y... ¿Qué tiene...? Le diagnosticaron coronavirus y está en cuidados intensivos, me contestó. ¡Dios mío! Esto no es posible. "Si, ella me había mencionado de usted, que se lo había encontrado. Se agravó la tarde de ayer, una fiebre de más de 40 grados la mandó para el hospital.

– ¿Cenelia hospitalizada? – ¿Que se podría esperar de mí? – ¡Mi amor...! Le grité a mi mujer. – ¿Que...? Me contestó. ¡Imagínate que tienen hospitalizada a Cenelia! ¿Cómo? ¿Cenelia...? – ¡Oh Jesús! Dios proteja a su familia y a ella. Contestó mi esposa. "Solo queda orar". Le dije a mi mujer. Si, precisamente están transmitiendo desde el Vaticano. "El Papa está hablando", gritó ella con fuerza.

Alcanzaba a oír las traducciones que hacían al español. Manteníamos el distanciamiento, como nos lo habían indicado desde un principio; no obstante, ese día sentía una leve resequedad en mi garganta, lo cual le pedí a mi esposa, que me dejara un vaso con agua en la entrada de la habitación.

¿Te sientes bien? Me preguntó. ¡Sí!, le dije yo. Solo, que tengo como un leve dolor de cabeza. – ¿Tienes por ahí una pastilla que me pases? Le pregunté. ¿Luego, el doctor no te dijo que no puedes auto medicarte? Replicó. "Tienes que seguir las indicaciones del doctor". Continuó diciéndome.

Mis compañeros del trabajo, me llamaban en ocasiones, para preguntar por mi salud y desearme lo mejor, mientras tanto, las cifras de fallecidos crecían en otros países. Anunciaban, que llegaría un avión de china con 20 pasajeros colombianos, que debían ser traídos con tanta diligencia a nuestro país.

¿A quién se le ocurrió la descabellada idea de hacer esto ahorita? Le pregunté a mi mujer, de manera rabiosa. ¡Solo a ellos se les ocurre hacer algo así, no miden las consecuencias de esto! Seguía mi discurso. – ¡Cómo que ellos no piensan en la salud de las personas, parece que fuéramos animales! Mi esposa compartía mi inquietud a todo momento de lo que yo decía.

Capítulo 5
Síntomas vs Aislamiento

Me acuerdo como si fuera ayer, el día que mi mujer me vio completamente pálido y sin ánimos, pues los síntomas empezaron a hacerse evidentes ante ella, la fiebre se me subió a más de 40 grados y empecé a delirar y a decir un poco de cosas sin sentido.

Según dicen, que ella llamó al doctor Fernández para informarle de mi condición delirante, contándole todo lo que estaba sucediendo en ese momento. No hubo más remedio que mi mujer asistirme, no había nadie más en el momento.

Las cosas que han de suceder, suceden, porque quizás Dios así lo tenía planeado. Siento mucho de corazón decirlo, pero fui el culpable de lo que estoy a punto de comentarles, se me llenan los ojos de lágrimas, pensar, que pudo ser un día mejor. Me gustaría devolver el tiempo y no permitir, que eso sucediera. – ¡Maté a mi mujer!

Sábado 7 de marzo del 2020, 6 de la tarde, me ingresaron por urgencias a una clínica del sur de la ciudad, donde me atendieron con prioridad, puesto que hacía parte de EPS asignada.

Dicen los testigos, que llegué en un estado bastante delicado, casi sin signos vitales, mejor dicho, al borde del deceso. Sacaron una camilla al instante, los paramédicos me sacaron de la ambulancia, me pusieron en la camilla y me ingresaron rápidamente al cuarto de procedimientos.

De acuerdo a los médicos que me atendieron, me comentaron que me aislaron de otros pacientes que estaban en el mismo cuarto, ese mismo día, me colocaron un brazalete de identificación, abriendo un expediente clínico, donde registraron mi nombre completo junto a las enfermedades relacionadas, al tiempo que me tomaron los signos vitales y somatometría. Bueno, mejor dicho, una cantidad de cosas que después me explicaron y jamás entendí.

Había llegado con un cuadro de complicaciones respiratorias graves, tomándome pruebas de laboratorio clínico para dar con el diagnóstico. El lunes 9 de marzo, volví del estado de coma, había estado inconsciente por la alta fiebre, que había tenido los días anteriores.

–El resultado. "Hipertensión". No lo podía creer, tenía la misma enfermedad que mi mujer, los dos vivíamos el mismo calvario frente a esa enfermedad que era común, pero que tenía muchos riesgos en nuestra salud física y tal vez mental. Cuando volví en sí, les pregunté a las enfermeras que había pasado conmigo y con mi esposa.

– ¿Dónde está mi esposa? ¡Por favor, dígame! No querían decirme que estaba pasando, me estaba enojando poco a poco. – ¡Doctor, por el amor de Dios!

– ¿Qué pasó con mi esposa, está bien? –"Señor Rodríguez, su esposa está en la casa, pero le tengo que decir, que está bajo observación y la tenemos que aislarla por completo de toda su familia".

– ¿Qué...? – ¿Cómo así, doctor? – ¿Qué tiene? Pues yo había perdido por completo la noción del tiempo, lejos de la realidad de lo que estábamos viviendo. –"Señor Rodríguez, le pedimos que se calme, para poder llevar su recuperación de buena manera, además, poderle comentar que pasó con su esposa, aunque, ella está bien, queremos decirle que... ella... tiene coronavirus.

– ¿Mi mujer tiene que...? – ¿Qué es eso? –"Señor Rodríguez, su mujer y usted presentan un cuadro de respiración aguda debido a la hipertensión arterial que padecen en este momento, usted lleva aquí más de 3 días y hoy volvió en sí, tenemos según el registro médico, que su merced tuvo trombosis al tener un pico elevado de las arterias, su corazón no estaba recibiendo oxígeno y sufrió casi que un paro cardíaco asociado a esta enfermedad.

Señor Rodríguez, tenemos que hacer un rastreo, para determinar porque su esposa resultó contagiada de la nueva enfermedad; a pesar que, está estable, tenemos unos especialistas de la salud, vigilándola en el lugar de residencia y debe permanecer allí por 14 días apartada de sus familiares y en especial de usted".

Los médicos hacían chequeos regulares en el lugar donde yo me encontraba. Vi que en ciertas ocasiones entre ellos se secreteaban, sin saber cuál era ese comportamiento entre ellos.

Al cabo de un par de horas, uno de ellos se me acercó y le dijo: –"Señor Rodríguez, tengo que decirle algo muy importante, pero por favor le pido que tenga mucha calma". Algo dentro de mí, me decía que nada andaba bien. Sabía que tal vez, se trataría de mi mujer, solo esperaba lo peor.

Conocía la situación que estábamos viviendo en el mundo; aunque, por dentro solo oraba para que no fuera nada grave, inclusive, me imaginaba algo que le hubiera pasado a mi hija u otro familiar. Demorados estaban en contarme la realidad, bastaron solo un par de minutos, para enterarme que mi mamá realmente no estaba en la casa, sino que se encontraba en la **UCI**.

En verdad la tenían internada. – ¡Doctor, dígame por favor, ¿dónde tienen a mi mamá…? Señor Rodríguez, su madre no se encuentra aquí en esta clínica, ¡le queremos decir que…su madre en este momento está internada en una de las clínicas del norte de la ciudad!

¿Qué dice, doctor? – ¿Porque a mí? – ¡Dios mío!, ¿porque no me llevas a mí, por favor, no dejes sufriendo a mi madre o a mi mujer? Estaba como loco en ese hospital buscando la forma de escapar de la realidad a la que estaba viviendo.

Ahora, no solo era mi mujer, si no mi madre. No faltaba si no que le sucediera a mi hija algo peor. Tres integrantes de una sola familia, prácticamente viviendo un calvario de lo que nunca jamás nos imaginamos.

– ¿Será, que Dios nos estaba mostrando su propia furia? – ¿Sería un castigo divino? Como saberlo, necesitaba ver a mi mujer, quería ver a mi madre.

La angustia me invadió por completo, todo mi sistema inmune dejándome casi sin respiración. Debía tomar todas las cosas con mucha paciencia porque se me podía disparar la tensión y eso sí que era un riesgo para mí.

Mis hermanos de la finca, no tuvieron otra opción que dejar la finca a cargo de otras personas y venir para hacerse cargo de mi mamá. Sinceramente, solo esperaba que me dieran el reporte de que era lo que le había pasado a mi madre. – ¡Sí ella estaba bien… cómo es posible que de un momento a otro todo se nos había venido abajo!

Nadie está preparado para recibir la tormenta. Nadie, en absoluto estaba dispuesto a enfrentarse a lo desconocido, como muchos lo estuvieron. El solo hecho de sentir dolor, es vivir; nada que hacer.

Capítulo 6
Delicado estado

No aguanté la reacción de los medicamentos que me estaban dando ese día y perdí el conocimiento. Mientras que mi madre estaba en cuidados intensivos, mi mujer estaba aislada en la casa sin saber que estaba pasando conmigo, realmente si se enteraba podría sufrir complicaciones peores y eso era lo que ellos querían evitar.

Me habían sometido a otros exámenes rigurosos entre ellos: exámenes cardiovasculares. Dicen que llamarón a uno de mis hermanos para que se hiciera cargo de mí y los otros de mi mamá. Dicen que les entregaron los resultados en la tarde, lo cual ya sabían que fue lo que realmente le sucedió.

Una crisis de ansiedad. Mi mamá llevaba como dos semanas con preocupaciones bastante elevadas de verme en ese estado. Éramos una familia unida y el destino nos tenía totalmente distanciados.

Como a mí me tenían con sedantes, no sabía que había sucedido con lo demás, dicen que uno de mis hermanos vino a verme y se dio cuenta de las condiciones en la que me encontraba. Se me había desfigurado la cara por completo, estaba muy flaco, era una persona muy irreconocible.

A mi madre por el contrario, le habían puesto oxígeno y le habían controlado la ansiedad, mi mujer en casa aislada se había inflamado, con dolores fuertes de cabeza, aunque, intentaron controlar la migraña se les debilitó, cuando la fiebre empezó a subir lentamente hasta llegar a un tope máximo, su estado de salud desmejoró enteramente y no tuvieron otro medio que salir con ella para la clínica y darle la atención prioritaria.

Afortunadamente, había equipos necesarios para

atender a los pacientes que llegaban con complicaciones graves. ¿Que hicieron los médicos al verla de esa manera? Ingresarla a uno de los cuartos de unidad de cuidados intensivos.

En el camino hacia la clínica, la reanimaron porque ya había perdido todos los signos vitales, a pesar que intentaron reanimarla no la lograron salvar.

Se iba de este mundo un ser querido, sin que yo me diera cuenta. La hipertensión junto con el covid-19 se la llevó para siempre, dejando sin pensar un vacío profundo para aquel que también luchaba por su salud.

¡Había matado a mi mujer! Días después de que la hubieran llevado para el hospital, sin tomar precauciones ingresó a la habitación tocó las superficies, y lencería lo cual generó que mi mujer se infectara.

Me siento culpable de no haberla alertado con anticipación, sobre el tapabocas que había usado, dejándolo sobre la mesa, metido en la bolsa después de ser usado. Parece que ella sin saber, se lo puso al momento de salir y allí género el verdadero contagio.

¿Cómo poder asistir al sepelio? – ¿Quién podría ir? Advirtieron a los familiares y allegados que por el alto peligro de contagio solo podían ir al cementerio máximo

10 personas entre familiares y amigos. Entre tanto, muchos luchaban por salvar sus vidas encerrados en la casa.

Un confinamiento que estaba llegando a semanas. Solo podía hacer memoria, del horrible sueño que les dije había tenido antes del viaje a Wuhan. Ver aquellos muertos en el sueño, pudo significar algo relacionado con lo que estábamos viviendo, mientras en sueños escuchaba a los auxiliares de medicina decir que en Ecuador la situación era caótica.

Decenas de muertos en las calles sin poder recoger. Les tenían que echar formol a los cuerpos para que no se descompusieran, mientras encontraban la forma de llevarlos al campo santo.

Una situación, que en verdad desgarraba en ese momento al que veía detrás de la pantalla, las escenas más conmovedoras, así como también, cadáveres de ancianos que encontraban en su propia residencia en España.

Ya contaban más de 700 infectados en Colombia. Una cifra que en realidad no estaba tan mal, debido a que habían tomado las medidas con anticipación. Los médicos se reunían para hacer procedimientos más riesgosos que otros.

Escuchaba también los hospitales de campañas, que estaban preparando para recibir a las personas que tenían coronavirus, además, las ayudas humanitarias que el gobierno nacional había implementado para los más vulnerables. – ¿Qué sería de mi hija y su ausencia? Éramos dos seres que en la lejanía nos echamos de menos. – ¡Cómo añoraba el abrazo de mi hija, escuchar su voz para al menos decirme; papi te quiero!

No van a creer lo que estaba a punto de suceder en esos momentos. No recuerdo qué hora era ese día, lo único que llega a mi memoria, es el día que me dieron la noticia de la muerte de mi madre. – ¡Padre Santísimo! Fue el peor día de mi vida, dicen que murió a las 8 de la noche de un 26 de marzo en la clínica del norte.

Algunos síntomas asociados a esa crisis mencionada anteriormente, detectaron una frecuencia cardiaca elevada o mejor dicho como se conoce comúnmente – "Taquicardia" Me contaron que no podía respirar cuando llegó al hospital, era una sensación de ahogo, llego con ganas de vomitar.

Era un momento crítico por saber qué fue lo que la empeoró. Pedí a los médicos que me dieran las razones claras de su fallecimiento, pero aún no tenían ese reporte, debido a que tenían que llamar a esa clínica para investigar el causante de su muerte.

El 27 de marzo, me trajeron las noticias que complicaron por un largo periodo mi salud. Mi madre me había dejado una carta escrita, y pido que alguien me la entregara. En la carta decía el siguiente mensaje:

–"Hola hijo, hoy estoy aquí, para decirte lo mucho que me haces falta. Te digo querido hijo que jamás pensé escribir estas líneas en este papel arrugado. Le pedí un esfero y un papel a uno de los médicos del hospital, porque tenía que hacerlo.

–Quiero que sepas, que cuando leas esto, estaré al lado tuyo cuidándote. Por favor no llores por mí, cuida mucho a tu hija, que es por la que debes luchar de corazón.

–Muchas veces hable con mi nieta, acerca de estas cosas y le prometí que sería un ángel, que iría directo al cielo para decirle a Dios que te guarde un espacio a ti y a tu hija.

–Supe de la muerte de tu esposa. Ella me visitó ayer, me contó de todas las preocupaciones a las que te enfrentaste antes de verla partir.

–Me hizo saber lo mucho que en verdad te amaba, me expresó sus más sinceros afectos por tu compañía y me dijo que quería que vivieras por muchos años para hacer historia en la humanidad.

–Me indicó, que lo más importante era permanecer junto a lo que te quedaba bajo este firmamento, como también, me explicó del ciclo que debemos cerrar aquí en la tierra y el mío está punto de terminar. Solo me queda decirte, Te Amo, mi bebe hermoso.
Att. Tu madre.

Dicen que murió una hora después de haberme escrito la carta. Reventé en llanto, de saber que poco a poco estaba perdiendo partes de mi vida sin explicación alguna.

Sólo recuerdo que tenían intención de trasladarme

para otro cuarto, pero las vías respiratorias empezaron a taparse de un momento a otro.

La ansiedad, el miedo y el dolor psicológico, se confundían con el dolor físico. ¿Será, que estaba al borde de la muerte? Me habían internado en la unidad de cuidados intensivos por tercera vez consecutiva.

Capítulo 7
Internado

Había quedado internado en ese hospital, hasta nueva orden, mis hermanos solo podían verme una vez a la semana, máximo 10 minutos con todas las reglas de higiene preventivas. Allí aislado del mundo, sin saber que pasaba allá afuera y tal vez casi muerto.

Mis hermanos esperaban que pronto terminara ese calvario, pues el confinamiento los había obligado a estar aquí en la ciudad sin derecho de ejercer otra labor diferente, ya que ellos eran del campo.

Como pudieron, cada uno se turnaba para ir al campo por algunos alimentos, presentando una carta de la clínica donde especificaba la razón de salir fuera de la ciudad, entre tanto, uno de ellos se quedaba en la casa de mi mamá, mientras la dueña del apartamento hacia una desinfección exhaustiva por todos los rincones del apartamento y esperar que pasaría con mis pertenecías y conmigo.

Llevaba más de 20 días en aquel lugar, con ganas de desaparecer, pero también, con ganas de levantarme victorioso, caminar hacia donde estuviera mi hija, abrazarla y llorarla toda la noche.

Cuando desperté, ese día pude hablar con uno de mis hermanos. Le pregunté, que si sabía algo de mi hija y me entregó el siguiente mensaje.

–"¡Hola, papito! – ¿Cuándo vas a venir? Estoy esperándote, para que vayamos los dos, a esa torre de cinco pisos que prometiste una vez llevarme. ¡Mira que mi abue se fue para el cielo!, ¡estoy muy triste por eso! – ¡No sabes cuanta falta me haces!

¡Quiero que salgamos a comer helado, como lo hacíamos los fines de semana!

– ¿Te acuerdas de mi programa favorito?, ya casi lo termino de ver. ¡Papito, quiero darte un besito y que me alces y me tires para el techo como las otras veces! ¡Papito lindo, espero que vuelvas pronto!

Las ganas de llorar nublaron mis ojos de lágrimas. Fue un dolor insoportable, un tipo de impotencia macabra me arrastraba al borde de la locura. Estaba solo en ese cuarto, dependiendo de medicamentos todo el tiempo y de las observaciones que hacían regularmente.

A la distancia, miraba gente correr por los pasillos con tanta urgencia. Hacían mover esas camillas de urgencias, diciendo que necesitaban asistir a alguien que había llegado en un estado muy crítico.

—Me tenían en un cuarto con una ventana muy pequeña, que no sabía a dónde daba. Solo pude en un momento, divisar por los vidrios, el firmamento y la soledad que en ese cuarto se reflejaba. Escuchaba detrás de las paredes, algunos auxiliares de medicina, hablando de la situación que estaba viviendo Colombia.

En una de las charlas que tenían, sostuvieron que ya

eran más de 900 contagiados a nivel nacional. Haciendo énfasis en la población más vulnerable. – ¿Qué pasaría si el coronavirus llegará a Chocó o la Guajira? Decían con tanta insistencia. – ¿Usted se imagina la cantidad de contagiados y muertes que pueden haber de aquí a unos días? Uno le decía al otro. Mis oídos parecían nulos ante lo que hablaban con tanta gallardía.

Aseguran que poco a poco estaba llegando a todas las regiones de Colombia, además de eso, las estadísticas mostraban una igualdad de género y lo más preocupante, el rango de edad de más contagios era de 20 a 40 años. Hombres, los más afectados en ese momento en nuestro país.

Decían que el presidente se había pronunciado ante el pueblo, dando público muchas ayudas humanitarias. Estaba escuchando eso en una de las habitaciones del lado, cuando ingresó un auxiliar con una jeringa. ¿Cómo se encuentra en el día de hoy, señor Rodríguez?

Solo podía mover mis ojos. ¡Aquí tiene su nuevo medicamento, espero que le haga bien!, mientras que miraba con detenimiento el goteo de la bolsa de suero que iba directo a mi brazo izquierdo. – ¡Muy pronto va a salir, señor Rodríguez!, al instante que se apartaba de mí dejándome completamente solo.

Traté de levantar mi mano derecha, pero el dolor era insoportable, unas ganas de orinar me entraron, pero cuando quise hacer la seña para ir, me di cuenta que me habían puesto una sonda urinaria, me encontraba tapado con una sábana, mejor dicho, medio desnudo.

No podía moverme de ese lugar, la camilla estaba completamente pegada al piso y allí estaba yo, como Dios me había traído al mundo.

Una careta cubría casi toda mi cara y el sonido del monitor daba señal de vida, las pulsaciones del corazón corrían con normalidad, o sea que estaba en cuidados intensivos de alto riesgo según pude observar ese día.

¿Hasta cuándo saldría de ese lugar? Cuanto tenía que esperar para que me trasladaron para otro lado o, mejor dicho, – ¿cuándo saldría de este apestoso lugar? Los médicos, enfermeras y auxiliares hacían todo lo posible por verme bien.

Entraban cada hora a verme, eso sí con todas las medidas de protección, muy sigilosos, llegaban al lugar donde me encontraba para revisar el ritmo cardiaco, la saturación a medida que cambiaban el catéter.

Uno de ellos, entró al cuarto para retirar una careta de

oxígeno que necesitaba con tanta prisa. Al parecer acababan de entubar a otra persona, y pedían cambiarla por una mejor. Otros instrumentos quirúrgicos, fueron sacados para asistir con precisión, al paciente que llegaba.

Por lo tanto, en el mismo cuarto, revisaban con tanta meticulosidad mi historia clínica, añadiendo otros componentes de enfermedad, en una de las hojas que tenían en la tabla de procedimientos. Era el doctor Aike, el mismo que había asignado desde el momento que me internaron.

–Veía al personal médico cansado. Todos los días observaba las mismas caras, que llegaban muy temprano a cumplir con su labor. Todos los días frente a un grifo, que había en el cuarto, bañándose las manos hasta 8-10 veces al día, como también, aplicándose antibacterial, poniéndose los guantes y manos a la obra.

Estaban analizando mis estudios clínicos, cuando llegó uno de mis hermanos, no sabía qué hora era. Encerrado sin saber la fecha en que estábamos, daban inicio a las visitas. Como a tres metros, uno de mis hermanos estaba, me miró a los ojos y me saludo con la mano.

Empuñó su mano como símbolo de fuerza y la puso al lado de corazón como señal de amor. – ¿Me viniste a visitar? Era lo único que podía decir solamente con míralo a los ojos. ¡No llores! Me decía, haciendo gesticulaciones. – ¿Cómo está mi hija?, y – ¿cómo estás tú? Le hacía entender tratando de moverme, pero estaba más tieso que un hueso. Quizás, me tenían sedado con todos esos medicamentos que ponían en esa bolsa sostenida por el gotero.

La visita no duró mucho, simplemente le pidieron que se fuera. Trató de darme algo, pero los auxiliares le dijeron algo al oído y le hicieron señas que se fuera.

¿Qué pudo haber sido? Tal vez, una carta de mi hija. Al rato de 10 minutos ingresó otra persona que no era parte de mi sangre.

A tres metros de distancia y con tapabocas, no podía reconocer de quién se trataba, pero la creatividad del ser humano tiene un gran aporte. Adivinaron que la única forma de yo reconocerlo era por medio de una hoja. Él escribió su nombre en un papel y lo levantó con las dos manos, me di cuenta que era un gran compañero de trabajo.

– ¡Hola Sebas! Gracias, por venirme a visitar, ¿cómo

están todos por allá? – ¿Qué tal el trabajo? Apenas, podía mover con dificultad mi boca. Dolía si trataba de hacer un gesto brusco.

Me mostraba un gran afecto, mostrándome su dedo pulgar hacia arriba como signo de verraquera. De igual forma como mi hermano, él me tenía que dejar. Las visitas se habían acabado y no los volvería a ver hasta nueva orden.

Esa tarde todos corrían como locos, impacientes por buscar lugar para unos heridos que habían llegado de una cárcel directo a urgencias, los ponían en camillas y los entraban por los pasillos a otras salas que tenían desocupadas. ¿Qué sucedió? Uno de ellos decía.

Las voces se confundían con el ruido de las sirenas que llegaban al lugar. Una tarde agitada tuvieron que vivir ese día el personal médico. ¡Dicen que se trataron de escapar, pero aún no se sabe bien la versión! Comentaban mientras seguían entrando personas. ¿De dónde es el paciente? El ruido de uno de los aparatos no me dejo escuchar.

Los ingresaron a todos en menos de 10 minutos, no puedo aseverar cuantas personas eran; sin embargo, parecía que eran muchas. Unos más graves que otros, por las características de cada uno. – ¿Doctor este tiene una bala incrustada en una de sus piernas, al instante qué escuchaba gemidos profundos de dolor?

Justamente, unos habían quedado al lado de mi cuarto. Creo que eran de menor gravedad o que necesitan otro tipo de atención. Al parecer, la asistencia de ellos les había quitado el chequeo rutinario que me hacían. Se habían ocupado de los otros pacientes que, como yo, deberían quedar internados quien sabe por cuánto tiempo.

Capítulo 8
Diagnóstico

Seguían con los métodos de identificación. Uno de ellos murió. Me enteré cuando los escuche decir; – ¡Doctor se nos fue, no aguanto la reanimación!". No supe, si se trataba de unos de los pacientes que habían ingresado esa noche, o uno que ya estaba en estado vegetal.

Digo eso porque en esos días escuché a uno decir, – "No está respondiendo a la sonda nasogástrica". – "¡Debemos avisar a los familiares! Si doctor yo me encargo, dijo uno de ellos". Entre tanto, los paramédicos trataban de reanimar a uno que pasaba justo por el pasillo de mi habitación.

Día y noche lidiando con enfermos de todas las categorías posibles, amenazados por el enemigo invisible que merodeaba por todos los centros asistenciales de nuestra ciudad, como también atacando afuera al que se descuidara.

Unos decían que era una guerra biológica que China había enviado contra los Estados Unidos, otros que los chinos se habían inventado ese virus dentro de un laboratorio y otros discutían el hallazgo de la pandemia en animales. Todo era incierto, no se sabía en verdad cuál sería el verdadero inicio de algo que parecía no tener final.

Me habían movido a otro cuarto y me habían dejado en un cubículo cubierto de vidrios. Esto pasó mientras dormía. Al despertar ya me habían cambiado todos los instrumentos que regularmente tenía pegado a mi cuerpo.

Entraron dos médicos con tabla en mano, para dar el reporte matutino del paciente. –"Al señor Rodríguez, se le ha realizado los procedimientos correspondientes de limpiado de mucosidad, estuvimos pendientes de las alarmas para ponerle el líquido correspondiente.

¿Qué tenemos hoy aquí? Dijo el doctor que nuevamente me habían asignado. "Bueno, doctor. Aquí tenemos un paciente que está en la clínica hace 21 días, venía teniendo complicaciones graves de hipertensión.

Según lo que tengo aquí, él ingresó desde el 7 de marzo por urgencias, sufrió un paro cardiaco al llegar al hospital y se le aplicó el respectivo procedimiento de antecedentes hospitalarios para abrir su historia clínica.

Estuvo en estado de coma por dos días debido a la tensión que generó en su cuerpo afectando de inmediato los neurotransmisores cerebrales, después tuvimos que pasarlo a la unidad de cuidados intensivos de alto riesgo con probabilidades de resistencia leve. No soportó en ese momento los líquidos intravenosos y entró en un estado de convulsión excesiva".

¿Y qué hay del diagnóstico del covid-19? ¿Lo tienes ahí? Dijo el doctor. –"¡Si señor! Aquí tengo el reporte del paciente, él se infectó según los rastreos que le hicieron el 28 de febrero.

El paciente se mostraba asintomático, sin embargo, por la patología que padece complicó el asunto. – ¿Cuántos años tiene el paciente? –"Doctor, el paciente tiene 42 años".

¿Sabemos si algún familiar padece el mismo problema asociado? Sí doctor, su esposa hace 15-20 días murió por covid-19 padecía también de hipertensión. – ¡Muéstreme el reporte! Enunció el doctor a una de las auxiliares.

Le pasaron una hoja al doctor, se quedó mirando y dio el siguiente anuncio: "Les voy a pedir el favor, de que le saquen una placa de la parte torácica, como también de pulmón y me lo llevan al laboratorio para el respectivo estudio".

Tenía coronavirus, la nueva enfermedad del 2020 y que ya había tocado hasta la fecha más de 70.000 mil muertos y más de un millón de contagiados en todo el planeta tierra.

El nuevo virus estaba dentro de mi cuerpo y estaba, tal vez, matándome lentamente sin que me diera cuenta, o que siquiera los especialistas de la salud lo notarán.

¿Pero, porque la enfermedad se llevó a mi esposa

más rápido que a mí? Según el cuadro clínico, mostró que la hipertensión de mi mujer ya había tomado mucha fuerza y no se pudo controlar a tiempo. – ¿Pero, porque mi madre murió si no tenía coronavirus?

Los resultados que llevaron al laboratorio arrojaron que mi madre murió por un paro respiratorio, conocido clínicamente como "paro cardíaco repentino" como resultado de una alteración eléctrica del corazón.

Mi madre había perdido el pulso y le faltó la respiración. Cuando llegó a la clínica las primeras versiones fueron que tenía molestias en el pecho y taquicardia generada por la ansiedad.

¿Por qué yo no me fui de este mundo? Lo más probable es, que los fármacos me habían ayudado a controlar las demás enfermedades que tenía, desde el primer momento que me internaron en la clínica.

Necesitaba ver a mi hija como fuera, pero no era posible que la trajeran por que el covid-19, ya se había regado por todos los rincones de la clínica y está presente en todas las superficies.

No volvería a ver mi hija por lo menos hasta que tuviera pronta recuperación. Quería que me dieran de alta, pero las posibilidades eran casi nulas. Ya no permitían ingresar ninguna persona en aquella clínica, porque la suma de contagios era muy elevada y en la UCI seguían llegando personas.

Aunque, las cifras no eran corroboradas frente a los colombianos, la prensa, junto con el ministerio de salud, no hablaban con la verdad.

Decían que, para el 6 de abril, habría más de 2 millones de contagios y casi 800 muertos, según estadísticas de epidemiólogos e infectólogos del país.

Pusieron a prueba laboratorios de universidades públicas y privadas, para agilizar el proceso de detección del virus, cuando escuché a uno de los paramédicos decir, que habíamos entrado en la fase de mitigación.

Pero… ¿Qué significaba mitigación en esta enfermedad? Pasaba de ser un caso importando, a local, lo cual era bastante grave. Ya el virus estaba expandiéndose entre la comunidad colombiana. Dieron la orden de usar tapabocas a todas las personas que tenían que salir a la calle, no olvidando por supuesto las otras medidas que habían aplicado.

No supe en qué momento sacaron las personas que habían internado días atrás. Creo que los trasladaron para otra clínica, según lo que alcanzaba a escuchar.

Los diagnósticos arrojaban, que la mayoría de las personas que estaban ahí en ese lugar, tenían una enfermedad difícil de llevar, lo único que esperaban era tener la mejor decisión de todas sus vidas.

Capítulo 9
Entre el cielo y el infierno

Creo que bajé a donde muchos temen ir. Les puedo decir que era un lugar terrible y despreciable por la humanidad. Era un lugar apocalíptico. No me acuerdo el recorrido que hice, pero voy a tratar de dar detalles concretos, de porque estuve en el infierno y después vi el cielo.

Eso pasó en minutos, cuando caí en coma sin saber qué pasaba con mi cuerpo, mientras que los médicos arrastraban la camilla para el cuarto de la UCI número 13 y tras recibir descargas del desfibrilador, mi alma salía del cuerpo, viéndola en medio de un soplo inexplicable que alzaba el vuelo.

Observando con mis propios ojos la dirección recta de mi cuerpo tendido, y al lado, un paramédico con un auxiliar asistiéndome. Me estaba elevando poco a poco hasta llegar al techo, buscando un agujero para poder escapar.

Misteriosamente, me alzaba en el aire como si fuera una paloma, a pesar que no veía alas, algo indescifrable me sostenía en el firmamento, ya enigmáticamente me encontraba fuera del techo.

Lentamente, el vaivén de la brisa me trasladaba a una dimensión abismal, que se abría lentamente en lo terrenal, el silencio me acompañaba en el trayecto y una luz tenue a mi lado me guiaba.

Con mucho sigilo, me estaba acercando poco a poco a la meta final. Gritos maléficos venían de la nada, en la distancia unas manchas negras tapaban mis ojos y un cierto calor cubría todo mi ser.

Sentía que descendía con ritmo desacelerado a un lugar vasto, tenebroso y opaco, unas criaturas que no eran parte de mi ser. Unas siluetas demacradas que pedían a gritos ayuda, otros seres vivientes pidiendo perdón.

Individuos enteramente descompuestos, caras completamente demacradas, unos sonidos que parecían tapar mis oídos. Trataba de caer sobre esa multitud que estaban listos para agárrame con una mano, que no era más que pinzas que parecían tenedores, y allá en la lejanía unas calderas de color rojizo que daban vueltas ardiendo como fogata.

Las llamaradas que salían alumbraban de improviso las calaveras, de aquellos que ya habían pagado su condena, mientras tanto, contemplaba el grupo de los que iban a ser torturados. Una afluencia de seres desconocidos quería escapar, me ponían a prueba, invitándome a unirme al ritual que tenían preparado para todo aquel que llegara a las profundidades.

Era irreal volver a alzar el vuelo, las energías que me mantenían en la gravedad, se habían perdido por completo y no me quedaba más remedio que unirme al rito de lamentos que hacían. Unas voces que salían de la nada se perdían en el más allá.

Clamaban para elevarse y contemplar la luz, pero parecía que los culpables estaban sometidos a tormentos, para hacerles pagar el precio de los desmanes que hicieron en lo temporal. Ahora, esas almas estaban condenadas al fuego eterno, sostenidas por una energía tóxica que laceraba por completo las llagas que tenían abiertas.

Conocí a Satanás esa vez, una figura que producía pavor al verlo. El líder del abismo en el que me estaba hundiendo pausadamente. El dirigente de las almas en pena que iban para sentir el dolor, que carcomía la carne como rata empeñada a tragarse toda su presa.

El olor a azufre, hacía picar las fosas nasales al que aspiraba ese polvo amarillento y envenena con velocidad, para después atraparlas y meterlas en vasijas que tenía preparadas para la ceremonia, más hundir a todos los que no seguían sus órdenes.

Las hacía sufrir primero, para que se doblegaran

frente al él y luego en fila india las ponía frente a las hogueras, que había preparado para quemarlas como leña seca. Por último, introducirlas en los líquidos que hervían a borbotones; y así, consumar el culto maldito que le había encomendado el Altísimo.

Inconcebible, puede llegar a ser el momento en el que aprecié la luminosidad de algo que estaba del otro lado de donde yo me encontraba. Venía hacia mí de manera imperturbable, un manto largo resplandeciente que cegaba mis ojos.

Confundido estaba, en el instante en el que me tomó en sus brazos como cuando su madre toma a su bebe, me quedó mirando fijamente a los ojos y el brillo de los suyos hicieron juego mientras que me elevaba a una nueva superficie sin decir una sola palabra.

El lugar era apacible y estaba lleno de blancas figuras, que tocaban mi cara con esa suave textura al pasar. Parecía que me daban la bienvenida, a mi lado miraba un jardín lleno de esplendorosas flores, que abrían sus pétalos cuando pasaba por el lado de ellas.

La entidad me tenía todavía en sus brazos y me conducía por caminos angostos al lado bellos árboles que adornaban el paisaje.

Me acuerdo que me sumergió en el agua cristalina de una laguna que había allí, pero no me mojó porque era purificación divina.

Estaba llegando a un trono grande y adornado de piedras preciosas que brillaban como oro. Unos sonidos angelicales venían de la nada. Sin que yo me diera cuenta de la presencia de un hombre con cara de anciano y vestiduras pulcras me hizo sentar en un banco que tenía puesto para mí.

Caí en la cuenta que estaba en cielo, podía coger con mis manos el firmamento, pero todo era abstracto, me pidió que no tocara nada, porque todo era santo. Me dijo que me llevaría a donde todos estaban descansando.

Cuando entré, había un cuarto lleno de camas blancas y unos cuerpos tapados con sábanas blancas y me pidió que no hiciera ruido para no despertarlas.

En el otro cuarto, otros seres que se abrazaban por que se habían encontrado en ese momento con alguien que no veían por mucho tiempo. Durante el recorrido nunca vi a ninguno de los míos, todos eran extraños para mí.

Me cuerdo que él dijo que aquí venían las personas que eran escogidas y que, si quería estar allí, debía obedecer todo lo que me habían encomendado abajo.

No comprendía lo que me quería decir cuando se refería a la palabra "abajo", también me dijo, que debía cohibirme de cosas para agradarle mucho, pues la verdad me dejó más confundido que antes.

Y, por último, me dijo que tenía que devolverme. Que eso era solo un paseo. Que si quería estar con él debía terminar lo que empecé.

Me acuerdo que me abrazó, abrió una puerta del cielo y me lanzó al vacío, descendía poco a poco con dirección a lo desconocido, me sentía solo y con mucho miedo. Seguía descendiendo con mucha más fuerza y de un momento a otro pase a otro extremo dejando lo divino para estar en lo terrenal y sucedió esto...

No sé si, este es el relato más escalofriante de toda mi vida, pero tengo que decirles que no fue tan agradable. – ¿Sera..., que vi la luz al final de túnel?

Capítulo 10
Muertos entre nosotros

¡Que impresionante ver a mi lado, cuerpos tirados en las camillas! Cuerpos que eran recogidos en bolsas negras y transportados con destino al sepulcro. Últimos suspiros de personas que tuvieron que quitarles todos los aparatos que tenían pegado a su cuerpo.

Comenzaba la identificación de cadáveres por el personal médico, terminado un procedimiento que con mucho esfuerzo comenzaron.

Uno, había quedado en estado vegetativo, por lo que con el consentimiento de la familia pidieron desconectarlo de todos los aparatos, preferían verlo partir, que tenerlo así por años en casa.

Otro, por voluntad propia, decidió donar su respirador a otra persona que estaba en las mismas condiciones. Lo hizo como un gesto de amor y agradecimiento a la vida.

Todo el personal médico a la expectativa de reconocer los rasgos fisiológicos de cada individuo, para clasificarlos de acuerdo a su deceso.

La ficha técnica de la fecha y hora, junto a la Acta de Defunción, para poderlos retirar del cuarto donde se encontraban.

Todo el personal cumplía una labor muy importante dentro del recinto. Las horas pasaban a toda prisa y las fuerzas de ellos se agotaban.

Era imposible para ellos, reconocer los rostros de los que llevaban ahí más de cinco días. Nunca apareció ningún familiar para reconocer o reclamar el difunto, por lo tanto, muchos lloraban por querer estar con los suyos al menos unos minutos más, para luego dirigirse al campo santo y darle el último adiós.

Me percaté que estaba en medio de los muertos. A esos hermanos que estuvieron conmigo, aquellos que hicieron todo lo posible por salvar su propia vida, no estaban presentes en alma, si no en cuerpo. ¡Qué horrible! Llegué a sentir que caminaba entre ellos.

Era evidente que estaba viviendo una película, de aquellas que solía ver los fines de semana con mi mujer. De forma inexplicable, me trasladaba a otro lugar donde veía ataúdes por todos lados y cerca de allí un campo santo, este, estaba rodeado de flores y cruces, escasamente, podía mover los pies milimétricamente para no tocar las lápidas de los que yacían allí.

Para mí, era desgarrador ver criaturas inocentes que le clamaban a gritos a la muerte para que les devolviera a sus familiares; pero, aquella sombra diabólica se les reía en la cara y les hacía bromas, no más para que se alejaran de ella, pues en verdad, esos cuerpos ya le pertenecían.

Quizás, yo todavía no era llamado a hacer parte de su doctrina, porque no fui escogido en ese momento, más presenciaba lo que hacía con otros. Aún no se para donde las conducía, lo que sé, es que las envolvía con algo de color negro, tapándolas desde pies a cabeza e introduciéndolas en una caja de madera.

De un momento a otro, el lugar se cubrió de oscuridad y no podía ver nada alrededor mío. Algunas voces nerviosas pedían que hubiera luz, no obstante, en el firmamento una macha roja apareció e iluminó por completo la realidad que estaba a punto de presenciar.

Empecé a ascender en forma de helicóptero moviendo mis brazos como si fueran hélices para sostenerme como diera lugar.

Ya estando a más de 50 metros de altura, el cielo se empezó a iluminar lentamente, cuando alumbró por completo vi una multitud de personas vestidas de blanco, todos tenían estetoscopios y máscaras que cubrían sus caras.

En realidad, no sabía cuál era la función con ellos allá abajo; sin embargo, se veían angustiados y temerosos. Cómo eran muchos, no veía a quien estaban rescatando de las profundidades.

Sentí en ese momento una presión en el pecho muy fuerte, que me hizo bajar de donde me encontraba. Sentí que despertó mi mente, pero mi cuerpo estaba congelado, unas voces que decían; regresó… Unas siluetas a mi alrededor. Eran: auxiliares médicos y doctores luchando por hacerme regresar.

Capítulo 11

Milagro en la uci

Dependía de un aparato que sólo proveía oxígeno a todo mi cuerpo; entre tanto, los médicos hacían todo lo posible por devolverme la vida. Mis pulmones estaban recibiendo oxígeno por medio de mangueras, sujetas a un respirador mecánico. Las posibilidades de vivir eran inútiles.

Unos de los auxiliares me desinfectaban la piel con un antiséptico especial, para luego insertar el catéter y el apósito, con mucho cuidado de no lastimarme la piel, al instante, que otro de ellos elevaba la cama a unos grados de inclinación y otro se encarga de reducir la ventilación mecánica.

La labor tenía que hacerse con mucha precisión y ligereza. Cuidado con maniobrar algún instrumento mal porque terminaría desconectando algún aparato.

En el otro lado, las muestras fueron etiquetadas y puestas en un lugar seco y fresco con clasificación simétrica para no confundirlas con las de los otros pacientes.

Hacían unas clasificaciones y categorizaciones dentro de la misma unidad, para ver con más claridad el procedimiento correcto. Yo necesitaba en ese momento una asistencia post-resucitación, quería decir que mi estado de salud era de riesgo nivel 3. – ¿Qué más se podría esperar de mí? Estaba perdiendo energía en todos mis órganos funcionales del cuerpo. La esperanza de vivir se estaba perdiendo al ritmo del marcapasos que ya no daba señales de vida.

Dicen que habían hablado ya con mis hermanos para dar el último reporte del estado crítico. No habría más remedio que desconectarme de todos los aparatos que me mantenían vivo, según afirmaban que hacía más parte de los muertos que de los vivos.

Mientras que los médicos hacían malabares con mi cuerpo, mi alma se encontraba en otra dimensión. No había despertado por completo, no obstante, sentía unas ciertas pulsaciones de mi corazón, que alertaba a los médicos que ya había retomado vida.

La contingencia médica estaba lista, así que la labor se hizo más acelerada, ya tenían en la camilla una persona con el alma dentro.

Los instrumentos comenzaron a funcionar inteligentemente y los signos vitales se encontraban estables, no obstante, estaba completamente paralizado, pero bueno, lo importante era que ya había salvación.

De acuerdo a los testigos que estuvieron día y noche conmigo, dijeron que el coma fue cuestión de segundos. Increíble saber que solo bastó uno o dos minutos para ir al cielo, al infierno, ver muertos y regresar.

La vida y la muerte no tienen explicación, es algo efímero que se pierde o se gana. Había ganado la batalla, la guerra o el premio, como sea que se hubiese llamado, estaba aquí en lo tangible para volver a sentir, hablar, llorar y no menos importante, respirar.

Le había ganado la lucha al covid-20 o bueno, mejor dicho; al covid-19 que fue como lo denominaron desde el primer momento de pandemia mundial. La alegría de los médicos se confundió en lágrimas, junto a ruegos y peticiones que desde otro punto; hermanos y amigos hacían por mi pronta sanación.

La recuperación se daba de forma gradual, sin afanes ni contratiempos. – ¿Para qué preocupaciones, si ya habían vivido un mar? La tristeza se volvió gozo, todos los corazones palpitaban de satisfacción, el mío lo hacía con vitalidad y energía.

Dicen que me tenían preparada una sorpresa de bienvenida. Amigos y parientes planeaban con mucho afecto el regreso a casa.

Lo más preciado por mí estaba listo, para darme un apretón con toda el alma y corazón y entregar el mensaje que no pudo mi hermano ese día.

¡Mi hija! esa hermosa mujer que esperaba mi regreso por fin vería a papá. Seguí por unos días más en el hospital hasta que recuperé mi salud.

Mi cuerpo recibía los medicamentos con acierto y eso era un gran avance para los profesionales de la salud.

Determinaron con prontitud la fecha de salida; mientras que, en la casa decoraban con toda rigidez y convencionalismo el lugar donde me iban a recibir.

Con tanta vehemencia, alistaban todos los documentos, para dar de alta al paciente, con ciertas exigencias médicas para los cuidados en casa.

Fórmulas médicas hacían parte del procedimiento; por supuesto recetas, controles y exámenes que estaban listos para despachar.

El paciente Rodríguez era dado de alta. Con una calle de honor todos los que me asistieron, me despedían como me lo merecía.

Era uno más de los que quedaba para dar testimonio de vida y, así contarle al mundo que eso no era un juego y poder decirle al resto el nuevo aforismo: **"Quédate en casa, está en tus manos"**.

Capítulo 12

Tus manos una bendición.

Escribo este último capítulo en homenaje a todas las personas que trabajan en el sector salud. Independientes, dependientes, droguerías, hospitales, clínicas, gerentes, camilleros, auxiliares de enfermería, médicos, doctores de todas las ramas de la salud, simplemente para decir; "Gracias".

Agradezco, a los que dieron la vida por mí, a los que sin pensar hicieron todo el esfuerzo de hacerme volver para contar. Hoy, puedo decir lo feliz que estoy de poder besar tus manos, de consentirlas como cuando tu consentidas mi cuerpo. Estoy profundamente maravillado por todos los procedimientos que lograron hacer en casi 30 días de hospitalización.

Hoy estoy aquí para precisar y decirles, que, si no hubiera sido por los médicos, no estuviera escribiendo estas líneas para ustedes. Gracias a todos; desde auxiliares hasta el gerente del hospital, que hizo lo posible para que yo pudiera respirar. Toda mi admiración y respeto con todos ustedes, por el esfuerzo tan grande y el corazón que tienen para salvar vidas.

Definitivamente, sus manos son una bendición. Dios les dio el don de: salvar, amar, respetar, ayudar, comprender y sanar con sus manos cuando tocan el cuerpo de una persona.

Hay un amor profundo por el prójimo en esta profesión, por lo tanto, manifiesto mis más sinceros deseos de coraje a todos ustedes por arriesgar sus vidas para salvar otras.

No tengo más palabras de gratitud, estoy anonadado con todo ese esfuerzo por parte de ustedes. Los amo a todos ustedes por entregarse en cuerpo y alma al servicio de seres humanos que llegan casi muertos.

Por comprometer sus vidas cuando llegan seres humanos: heridos, drogados, locos, moribundos, perdidos, pálidos, sin signos vitales, enfermos del corazón, con cáncer u otra enfermedad; llámese leve o grave, inclusive para aquellos, que no alcanzaron a llegar porque murieron en camino hacia algún centro asistencial.

Gracias a ti. "Personal médico colombiano. Estuve en tus manos, estarás en mi corazón".

www.ingramcontent.com/pod-product-compliance
Lightning Source LLC
Chambersburg PA
CBHW070418220526
45466CB00004B/1452